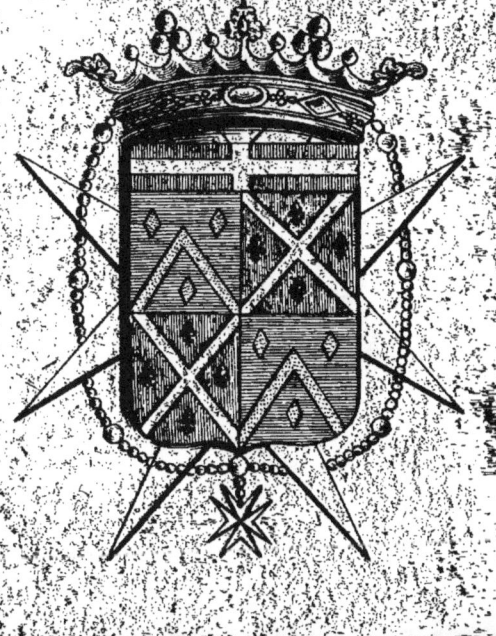

EX LIBRIS DE THUISY.

Donné par M. Thouvenel au Ch:
Charles de Thusy . 1785

SECOND MÉMOIRE
PHYSIQUE
ET MÉDICINAL.

SECOND MÉMOIRE

PHYSIQUE ET MÉDICINAL,

MONTRANT DES RAPPORTS ÉVIDENS ENTRE LES PHÉNOMENES

DE LA BAGUETTE DIVINATOIRE,

DU MAGNÉTISME

ET DE L'ÉLECTRICITÉ.

Avec des éclaircissemens sur d'autres objets non moins importans, qui y sont relatifs.

Par M. T***, D. M. M.

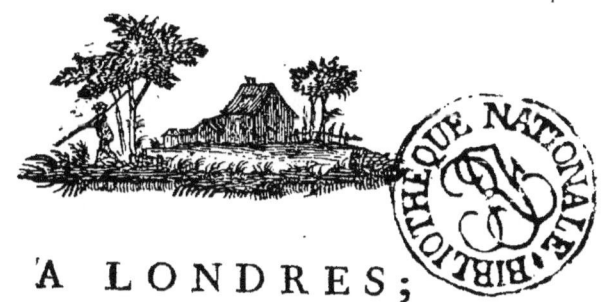

A LONDRES;

Et se trouve A PARIS,

Chez DIDOT le jeune, Quai des Augustins.

───────────

M. DCC. LXXXIV.

SECOND MÉMOIRE

PHYSIQUE ET MÉDICINAL.

PREMIERE PARTIE.

Recueil de Pieces, de Critiques & de faits, dont plusieurs ont déja paru épars çà & là dans les Papiers publics.

Avant d'en venir à ce qui doit faire l'objet principal de ce nouveau Mémoire, il est bon de jetter un coup-d'œil sur ce qui s'est passé depuis que le premier a été rendu public en 1780. Peu d'ouvrages ont excité plus de rumeurs & des rumeurs plus contradictoires que celui-ci. Beaucoup de gens, fuivant l'ufage, l'ont condamné fans l'avoir lu. Il a été fortement décrié en France, & traduit chez les Etrangers. Si c'eft toujours une chofe de bon augure pour le fuccès des vérités nouvelles en Phyfique, qu'elles foient long-temps livrées aux fecouffes vives & répétées de la difpute, on a tout lieu de bien préfumer de celle qui fait le fond de cet Ouvrage : elle eft de nature à exciter long-temps encore & ces rumeurs & ces difputes, vu l'empire des préjugés & de l'orgueil qu'elle choque ; mais il eft un terme de vérité finale dans l'opinion publique fur lequel on peut fe repofer. Toutes les fois qu'il s'agit de faits extraordinaires, qu'on ne peut afservir aux loix phyfiques, le premier mouvement, non de la raifon, mais de l'amour-propre, eft de les mettre au rang des chimères ou des preftiges. Les bons efprits même, méconnaiffant quelquefois la différence qui exifte, dans les fciences naturelles, entre les bornes & les principes, ne font

Physique & Médicinal.

que retarder les progrès de ces sciences, bien différentes, par leurs vicissitudes inévitables, des sciences Mathématiques. C'est ainsi qu'en voulant, avec raison, mettre des entraves à l'adoption des erreurs, on a multiplié arbitrairement les impossibilités & restreint d'autant la sphere des possibles. C'est ainsi que bien des fois, par des persécutions contre les novateurs, on a arrêté le génie des découvertes, perdu des faits précieux, par cela seul qu'ils se sont trouvés inconciliables avec ce qu'on appelle les *notions reçues*, les *idées nettes*, les *loix immuables*, &c. A la vérité plus les faits nouveaux que l'on a à produire s'écartent de ces loix, de ces idées, de ces notions, plus on a le droit d'exiger des preuves claires & décisives, plus les moyens de conviction doivent être accumulés. C'est alors qu'il est permis d'ajouter aux faits, aux témoignages, des analogies, des raisonnemens, & s'il se peut, des explications, pour les gens sur-tout, & il en est beaucoup, qui aiment mieux les théories que les démonstrations ; chez qui la lumière entre mieux par la pensée que par les sens ; pour qui enfin les mots *explicable* & *possible* sont absolument la même chose.

Quoique tous ces motifs péremptoires de crédibilité en faveur du phénomene dont il s'agit, aient été réunis &, j'ose dire, prodigués dans le Mémoire de 1780 ; quoique des faits sans nombre, appuyés de témoignages incontestables, & des analogies frappantes établies sur le raisonnement le plus sévere, aient servi à le lier, par une théorie lumineuse, au systême général & aux grandes opérations de la nature ; cependant, il faut en convenir, la premiere impression qu'a paru faire cette doctrine nouvelle, n'a pas été favorable, au moins parmi les classes d'hommes qui s'érigent en juges & qui par conséquent parlent plus haut que les autres. Jusqu'à cette époque le don naturel des *Sourciers*, infiniment communs dans quelques Provinces du Royaume, très-rares dans les autres, n'avoit été qu'un objet de pure curiosité & quelquefois d'intérêt. Les incrédules & les mauvais plaisans avoient pu sans motifs & sans conséquence s'égayer à leurs dépens. Parmi ceux qui avoient des preuves suffisantes pour y ajouter foi, les uns regardoient cette vérité comme si vulgaire & si triviale qu'ils ne pouvoient croire qu'il fallût faire quelques frais pour l'établir ; les autres la trouvoient de si mauvais air & tellement avilie par le préjugé, qu'ils n'osoient l'avouer tout haut. Ainsi avant de chercher à en propager la croyance, il falloit commencer par détruire tout ce qui, dans l'opinion des savans & des ignorants, pouvoit y apporter quelqu'obstacle : il falloit non-seulement la démontrer ; mais en quelque sorte l'ennoblir. J'ai dû croire que j'avois rempli ce double objet, en faisant dériver, par la nature & l'enchaînement des preuves que j'ai données, l'existence du phénomene individuel des *sourciers* d'une cause générale connue. Non-seulement la vérité de ce phénomene a été portée jusqu'à la démonstration, la plus complette que jamais fait physique ait atteint, mais le principe & le mécanisme de sa production, tenant manifestement à l'électricité, ont été rendus palpables & sont devenus même une source de lumière pour d'autres faits de Physique & de Médecine. Enfin j'ai présenté l'image de cette grande chaîne qui, liant toutes les opérations de la nature, les fait dépendre d'un seul & unique principe, de cet agent universel électrique, par-tout & toujours le même. J'ai fait voir que dans le système organique de l'homme, cet agent émané de la terre ou de l'atmosphére, produit des effets modifiés à l'infini, parmi lesquels il est facile de classer celui dont il est question. En l'attachant ainsi invariablement au domaine de la Physique, par des rapports évidents, j'ai dû prétendre, sinon à une conviction générale, au moins à une attention sérieuse. J'ai cru rendre nécessaire l'examen d'une doctrine nouvelle toute fondée sur des faits authentiques, & obliger les critiques à une discussion raisonnable sous peine de devenir coupables d'un cynisme ridicule. Les Extraits suivants que j'ai tirés des Papiers publics, feront juger jusqu'à quel point mon but a été rempli.

Premier Extrait.

C'est à la fin du dix-huitième siècle, (l'an 1780), éclairé des lumieres de la plus saine philosophie, enrichi des découvertes les plus brillantes de la Physique, que paroît cet ouvrage étonnant. A quoi servent donc & ces lumieres & ces découvertes, si elles ne peuvent soustraire les hommes au joug d'une crédulité sans bornes pour des absurdités aussi anciennement accréditées par le peuple & aussi victorieusement réfutées par les Savans, que la *Baguette divinatoire*.

M. T..... plein de confiance dans ses assertions, & à ce qu'il paroît, de bonne-foi dans les preuves sur lesquelles il prétend les établir, répéteroit, sans doute, ici ce qu'il a dit dans son Ouvrage.

« En effet, de ce que des Philosophes,

» très-respectables d'ailleurs, frappés des
» abus & des attentats de la *Baguette divi-*
» *natoire*, ont cherché à en détruire radi-
» calement la croyance, en la traitant de
» chimère, faut-il croire, que la Physique
» en aura moins le droit de réclamer contre
» les décisions de cette Philosophie ? N'est-
» ce pas aggrandir le domaine de ces deux
» sciences, & restraindre celui des préjugés
» populaires & superstitieux d'une part?
» n'est-ce pas de l'autre dévoiler le cahos
» des qualités occultes, que de ramener,
» en dépit des clameurs & des sarcasmes
» scientifiques ou dérisoires, que de rame-
» ner, dis-je, dans l'ordre des phénomenes
» naturels, à la vérité, rares & extraor-
» dinaires, ce qui n'étoit dans l'opinion
» presque générale des savans & des igno-
» rants, que l'objet d'un prestige magique
» ou autre illusoire ?

» Au reste, ajoute-t-il, les vrais Philo-
» sophes & les vrais Physiciens, se garde-
» ront bien de ne voir dans cette décou-
» verte qu'un fait simple, isolé, accidentel

» & en quelque sorte étranger dans la
» nature. En en contemplant d'un coup-
» d'œil tous les rapports, ils verront naître
» devant eux, sinon une perspective immense
» de découvertes nouvelles; au moins une
» source féconde de connaissances capa-
» bles de completter & confirmer les an-
» ciennes.

M. T..... n'a, sans doute, pas manqué de compter parmi ces découvertes anciennes, celle de la *Baguette divinatoire*. Tout le monde connoît, mais peu de gens ont eu le courage de lire les ouvrages faits *ex professo* sur la Baguette divinatoire, notamment depuis la fin du siécle dernier. Il a suffi pour détourner de cette lecture fastidieuse les hommes sensés, de savoir le jugement qu'en ont porté des Philosophes & des Physiciens fameux, depuis *Mallebranche, Bayle, Leibnitz*, &c. jusqu'à *Voltaire, la Lande, Buc'hoz*, &c. (a) * M. T.... frondant avec dédain la censure de ces puissans in-

---

* Les notes nouvelles désignées par des lettres, sont renvoyées à la fin du volume.

crédules, n'a pas dédaigné de même, à ce qu'il paroît, les connaissances de ses prédécesseurs, prosélites de la Baguette. Si on confrontoit le Traité de la *Physique occulte*, l'ouvrage historique du Pere *le Brun*, & quelques autres, avec le Mémoire *Physique & Médicinal* que nous annonçons, on trouveroit entr'eux, pour le moins autant de rapports que M. T.... prétend en découvrir entre les phénomènes de la *Baguette divinatoire*, du *Magnétisme* & de l'*Electricité*.

Mais que conclure de-là, pour ou contre l'existence de cette *Baguette* prétendue *électrique* ou *magnétique* ? Les incrédules ne feront pas grand cas de ce rapprochement : d'autres en feront séduits & le regarderont comme une preuve de plus. « Si on veut, » dit M. T..... prendre la peine de rap- » procher ce qui m'appartient dans cet » Ouvrage, de ce qui a été recueilli de » toute part sur le même sujet, dans des » lieux & des temps éloignés, par un » grand nombre d'hommes qui n'ont pu

» se communiquer, on sera frappé de la
» grande conformité qui se trouve, non-
» seulement entre les faits, les résultats &
» les moyens d'épreuves, mais encore
» entre les idées, les conjectures & les con-
» séquences ».

Au reste, si M. T..... a surpassé de beaucoup en faits, en preuves, en conséquences, tous ses précurseurs, apôtres de la Baguette, tant anciens que modernes ; si d'après ses idées & ses conjectures, vraiment lumineuses, il a substitué au balbutiage ancien de la Physique occulte & corpusculaire des *Péripatéticiens* & des *Cartésiens*, le langage clair & précis de la Physique d'aujourd'hui, devenue presque toute *électrique & magnétique* ; si faisant tant que de reconnoître & de vouloir expliquer cette merveille des *Sourciers*, il a eu au moins, le bon sens de bannir toute la cathégorie vague & indéfinie des vapeurs, des exhalaisons, des effluves terrestres, des nuées, des corpuscules ou des tourbillons de matiere subtile, dont on amusoit nos ancêtres ; si par surcroît d'effort & de zèle toujours très-louables dans la recherche de la vérité, il a suppléé à tout ce fatras de l'école Aristotélienne, par l'acception, peut-être gratuite, mais au moins très-ingénieuse des écoulemens électriques dont les traînées d'eaux souterraines sont conductrices, comme dans l'atmosphère, les nuages & les orages ; écoulemens comparables aussi, quant à leur action sur certains individus très-électrifables, à ce que M. T…. veut nous faire croire des individus *Sourciers*; si enfin, à force d'art, de sagacité & de données gratuites, il est venu à bout de faire sur cette ingrate matière, un ouvrage vraiment curieux, très-piquant & bien au-dessus de tous ceux qui l'ont précédé, nous craignons bien qu'à l'imitation d'*Icare* ce ne soit pour faire une chûte plus éclatante. Ne pourra-t-on pas lui appliquer ce qu'il dit lui-même de ceux qui, *plus instruits en matieres de Physique, & plus adonnés aux recherches de cette science, n'en sont que plus inaccessibles à la croyance de ces*

innovations : « tant il est vrai, & nous n'en
» avons que trop d'exemples, que le savoir
» peut aveugler quelquefois & détourner
» de la vérité dans les choses sur-tout qui
» semblent renverser les opinions reçues,
» troubler les connoissances usuelles, atta-
» quer les préjugés scientifiques réforma-
» teurs d'autres préjugés vulgaires, &c. ».

Au surplus, en lisant ce que cet ouvrage contient de neuf & d'intéressant sur la Médecine, sur la Chymie & sur la Physique, à part tout ce qui concerne la *Baguette divinatoire*, on aura de la peine à se persuader que l'Auteur ait eu sérieusement pour but, de convertir ses lecteurs sur ce dernier objet. Aussi a-t-il pris la précaution pour ne pas faire tort à ses autres ouvrages, de garder l'anonyme dans celui-ci.

Fin du premier Extrait.

Il est bon d'observer en passant, que l'interprétation obligeante du Journaliste ne rend pas exactement le motif qui a déterminé l'Auteur de cet Ouvrage à garder l'anonyme. Son motif n'a pas été non plus de se mettre par-là plus à son aise pour pressentir l'opinion des savans sur le fait nouveau dont il s'agit ; mais de rendre une sorte d'hommage tacite à ceux d'entr'eux, qui, quoique très-recommandables d'ailleurs, pourroient n'être pas du même avis que lui. Cette marque de déférence, qui pourtant n'a pas été du goût de tout le monde, est sur-tout indispensable toutes les fois qu'il s'agit de matieres qui peuvent devenir le sujet de grandes discussions : elle établit pour chacun une liberté de croyance & de censure, dont dieu merci, on a très-amplement usé dans ce cas-ci. La même considération fait encore taire ici les noms de ceux qui, s'étant fait connoître, ont voulu prendre part à cette censure & contre l'Ouvrage & contre l'Auteur. Celle des Journalistes, tant pour que contre, a été recueillie dans l'Esprit des Journaux. Voici encore un fragment de ces Journaux qui, peut-être, mérite d'être transcrit, en ce qu'il est propre à faire mieux connoître, & l'esprit des Journalistes & l'état de la question présente.

Deuxieme Extrait.

Nous avons attendu, pour parler de cet Ouvrage extraordinaire, que les différens Papiers publics en aient eu rendu compte. La plupart en ont fait l'éloge, d'autres une critique immodérée. Ainsi il est bien difficile de juger, d'après cela, quelle impresfion il a fait fur l'efprit du Public, dont les Journaliftes font quelquefois les interprêtes, mais plus ordinairement les moteurs.

M. T. a dû s'attendre à cette diverfité de jugement. « Les efprits forts, dit-il, (car
» la Phyfique a les fiens) plus forts qu'on
» ne peut le dire fur ce point, ne prennent
» pas même la peine de fe rendre compte
» de leur incrédulité. Accoutumés à tout
» juger fans preuves, à tout fronder fans
» raifons, ils ne s'apperçoivent pas que
» dans tout ce qui a été écrit par leurs
» prédéceffeurs, incrédules fur le fait des
» *Sourciers*, pour le profcrire de l'ordre
» phyfique, il n'y a rien eu, rien abfolu-
» ment de fcrupuleufement vérifié, de fé-
» vérement examiné ; que toujours on s'en
» eft tenu fur ce point à combattre vague-
» ment les abus, les préjugés, les impof-
» tures, fans jamais toucher au phéno-
» mene en queftion ; phénomene qu'il eût
» été fans doute beaucoup plus facile &
» plus court de foumettre à de bonnes

» expériences, que de difcuter par de mau-
» vais raifonnemens. Enfin, rien ne prouve
» mieux, que la conduite des hommes en
» ceci, combien la croyance du plus grand
» nombre, même dans les fciences de
» faits, tient peu à leurs lumieres, &
» combien au contraire elle eft fubor-
» donnés à leurs caractere, à leurs paffions,
» à la contagion morale des opinions, &c.
» Cela prouve encore mieux combien en
» matiere de Phyfique, il faut être circonf-
» pect pour attaquer des préjugés anciens,
» des erreurs accréditées. Il en eft peut-
» être peu qui ne renferment des vérités
» précieufes, que le temps a avilies (b).

» Les efprits foibles, déja féduits, pour
» croire aux *Sourciers* par une foule d'exem-
» ples analogues, vrais ou faux, tranfmis
» par fimple tradition populaire, ou con-
» fignés dans des livres imprimés, ne trou-
» vent aucune difficulté à admettre celui-ci.
» Ils ne font pas retenus comme les pre-
» miers, par l'impoffibilité d'en donner
» quelque raifon, bonne ou mauvaife.

» C'eft

» C'est en quelque sorte pour eux un arti-
» cle de foi, sur un fait isolé, qu'ils ne
» cherchent pas à approfondir, & il faut
» convenir qu'en Physique, il se rencontre
» bien des articles de foi de ce genre.

» Les esprits justes, sages & éclairés,
» connoissant les loix générales de la na-
» ture, & les exceptions infinies que ces
» loix présentent, cherchant à recueillir
» des faits, avant de vouloir en pénétrer
» les causes, restent indécis, jusqu'à ce
» que l'occasion se présente de fixer leur
» indécision. Alors on les voit se livrer à
» des recherches d'autant plus séveres,
» qu'ils ont à se tenir en garde contre les
» traits de la prévention exagérée des
» deux autres partis ».

Ces réflexions de M. T. nous paraissent
très-justes ; mais devait-on s'attendre que
ce Physicien entreprendroit d'en faire une
telle application, & rassembleroit toutes
ses ressources pour défendre la *baguette
divinatoire* ? La perfection où l'on a porté
de nos jours la connoissance des loix de la

B

nature, fembloient devoir bannir à jamais le merveilleux fi fécond dans les fiécles d'ignorance. Cependant on voit paroître de temps en temps des phénomenes finguliers qui dérangent le fyftême de Phyfique le mieux combiné. Mais doit-on mettre de ce nombre l'exiftence des *Sourciers*, & les prodiges qu'on leur attribue ? prodiges qui ont tant exercé la plume des Savans & des Naturaliftes.

Bléton, dont l'hiftoire eft l'objet de cet Ouvrage, rappelle naturellement à l'efprit les *Aymar*, les *Parangue*, &c. La vertu dont ces *Rabdomans*, ces *Hydrofcopes* fe prétendoient doués, rémonte à la plus haute antiquité. Mais pour ne parler que des temps modernes, on fait quel fort ont eu ces *Aymar* & ces *Parangue*. On fait qu'un décret de l'Inquifition a condamné à *Rome* en 1701, les ouvrages faits pour la défenfe de la baguette divinatoire, & que ce décret eft venu fe joindre affez à propos au jugement des Théologiens & des Philofophes de *Paris*. On fait enfin que des Phyficiens célébres, tant anciens que modernes, depuis *Paris* jusqu'à *Rome*, ont combattu victorieusement & les faits de sourcerie, & les ouvrages écrits pour appuyer ces abſurdités. C'eſt peut-être la premiere fois, pour le dire en paſſant, que l'Inquiſition, la Théologie, la Philoſophie & la Phyſique, ſe ſont trouvées d'accord ſur le même fait, & cet accord ſeul, ſeroit une puiſſante preuve s'il en étoit beſoin. A la vérité, on pourroit oppoſer à cette preuve, que des Phyſiciens, des Philoſophes & des Théologiens, ont cru & croient encore à la baguette divinatoire; mais n'en eſt-il pas qui croient aux revenans? On pourroit objecter enfin avec M. T. que toutes les fois qu'il s'agit de faits, une aſſertion doit avoir beaucoup d'avantage ſur les contradictions : la premiere ayant dû néceſſairement être prononcée le plus ſouvent par les témoins des expériences faites, & des réſultats de ces expériences; tandis que la plupart des incrédules & des détracteurs, ou n'ont pas été à portée de voir, ou n'ont pas voulu voir, ou n'ont pas su voir : & c'est précisément, ajoute M. T., ce qui est arrivé dans ce cas-ci. Combien de fois n'est-il pas arrivé aussi, & tout récemment encore, que des prôneurs de faits ou des témoins de prétendues expériences, se sont trompés dans leurs résultats, & ont été redressés dans leurs assertions, même sans qu'il ait été nécessaire de fournir pour preuve, des faits ou des expériences contradictoires ? Où en seroit-on en Physique, si l'on étoit astreint à cette alternative, ou d'admettre tout ce que l'on dit avoir vu, ou de le détruire par des raisons & des épreuves décrétoires ? Il y a telles absurdités, & en très-grand nombre, accréditées dans une certaine classe d'hommes, auxquelles il n'est pas plus permis d'ajouter foi, qu'il n'est possible d'y opposer des réfutations sérieuses. Etoit-il besoin, par exemple, de prouver que la terre n'est pas diaphane pour convaincre d'imposture l'hydroscope *Parangue*, & d'erreur tous ses partisans ? A la vérité, M. T. pour les tirer d'embarras, présume « que

» c'est sur un faux énoncé, ou d'après une
» fausse interprétation de ce phénomene,
» que des Physiciens tranchans l'ont trop
» lestement condamné à 200 lieues de la
» scène des expériences, contre le rapport
» d'autres Physiciens témoins des faits, mais
» trop foibles & timides dans les résultats
» de leurs épreuves ».

Il conjecture en outre « que la prétendue
» hydroscopie de *Parangue*, bien distincte
» de la vision proprement dite à l'égard
» des objets extérieurs, est une impression
» produite sur le corps de cet homme
» extraordinaire par des eaux souterraines,
» comme conductrices d'électricité, &
» dont l'aboutissant principal paroît être
» sur les organes de la vue, par la suite
» d'un mécanisme facile à concevoir ; im-
» pression, dit M. T., en tout dépendante
» du même principe que l'impression ob-
» servée sur le corps des autres sourciers, &
» dont le sentiment se porte chez l'un sur
» les poulmons, chez l'autre sur les intes-
» tins, tantôt sur le diaphragme ou sur le

» *cardia*; tantôt fur le gofier ou fur tout
» tous les mufcles extérieurs (*c*) ».

Tout cela peut-être paroîtra très-fpécieux à quelques efprits; mais ce qui eft plus féduifant encore & même plus impofant pour certains Phyficiens qui n'aiment pas le merveilleux, c'eft la maniere en apparence très-phyfique, par laquelle M. T. cherche à expliquer la caufe & le mécanifme du phénomene des *Sourciers*. Toute fa théorie fe réduit à peu-près à ce qui fuit.

La terre eft un globe électrique & très-fortement électrifé par fon mouvement de rotation continuel. Cette boule hétérogène eft traverfée de toute part, & jufqu'à une profondeur indéterminée par des écoulemens d'eaux, par des filons métalliques, bitumineux, &c. que l'on doit regarder comme des foyers ou des conducteurs de l'électricité terreftre.

L'atmofphere qui enveloppe cette boule de par-tout, & jufqu'à une hauteur qui n'eft pas plus déterminée, fuit fes mouvemens & partage fon électricité. Il fe forme aussi dans le sein de ce grand tourbillon aérien, des amas & des traînées d'eaux, qui sous la forme de nuages & d'orages sur-tout, concentrent, attirent ou repoussent l'électricité atmosphérique. Il se fait donc dans la terre, comme dans l'air des concentrations, des développemens, des écoulemens, des explosions de matiere électrique, & les couches de l'une, sont comme celles de l'autre, plus ou moins perméables à ce fluide, qui remplit tout, & qui tend à se mettre en équilibre partout. Si, comme on ne peut en disconvenir, dit M. T., il existe un grand nombre d'hommes qui sont plus ou moins susceptibles des impressions hydro-électriques de l'atmosphere, sur-tout, lorsque cette électricité aérienne est renforcée & concentrée par des orages ou autrement, pourquoi ne s'en trouveroit-il pas d'également sensibles aux impressions hydro-électriques de la terre, toutes les fois que ces individus très-mobiles seront placés dans la sphere d'action de ces écoulemens souterrains?

» Tel homme, ajoute-t-il, est électrisé &
» ému à sa maniere par la traînée d'eau
» qui coule sous ses pieds, tel autre par le
» nuage qui passe sur sa tête ». Il prétend
en outre retrouver beaucoup d'analogie
entre les affections hydro-spasmodiques ou
hydro-pirétiques des uns & des autres, suivant que l'action du fluide électrique, ou terrestre ou atmosphérique, se porte à raison de la constitution individuelle, & du sens exquis pour l'électricité, sur le système nerveux ou sur le système sanguin; systêmes que M. T. regarde comme les deux grands conducteurs & excitateurs de l'électricité organique dans les animaux.

Quant à la divine baguetre, que M. T. appelle *boussole hydrométrique*, il ne la donne que comme un hors-d'œuvre à son systême. « Les vrais Philosophes & les
» vrais Physiciens, dit-il, sentiront que
» s'il y a un moyen de souftraire à jamais
» les hommes à l'imposture de la baguette
» divinatoire & de tout ce qui y a rapport,
» c'est en leur apprenant que cette baguette,

» dont on leur a tant dit de mal, ou fait
» tant de peur, n'est en effet qu'un ins-
» trument physique très-naturel ; ins-
» trument dont le mobile suffisant, celui
» du moins que nous faisons connoître,
» paroît se rencontrer rarement dans la
» nature humaine, mais peut-être beau-
» coup moins rarement qu'on ne le croit.
» Ils jugeront ensuite que les individus
» doués de cette mobilité constitution-
» nelle, qui les rend beaucoup plus sen-
» sibles que d'autres, a des torrens d'éma-
» nations, jusqu'alors inconnues, mais dé-
» montrées par cela même, sont d'autant
» plus remarquables, qu'ils acquièrent la
» faculté surprenante de rendre boussoie
» propre à découvrir des eaux & peut-être
» d'autres fossiles, un morceau de bois,
» comme autrefois on a trouvé qu'un mor-
» ceau de fer jouissoit d'une propriété ana-
» logue, pour découvrir des mines d'ai-
» mant ».

» Au surplus, avoue-t-il, pour ne pas
» choquer les bons esprits par le compte

» que nous avons à leur rendre, au sujet
» de *Bléton*, nous devons leur annoncer
» que la baguette entre ses mains, n'est
» qu'un secours secondaire & très-subor-
» donné. Il a un sentiment interne & un
» mouvement extérieur musculaire, qui
» sont pour lui un indice bien plus certain
» de la présence de l'eau, & il ne se sert de
» la baguette que pour l'indiquer aux
» autres »...... D'ailleurs M. T. nous fait
espérer qu'il délivrera la Physique de cet
instrument ignoble & proscrit. « Je vou-
» drois bien, continue-t-il, pour ne plus of-
» fenser par ce mot, pouvoir dès aujourd'hui
» substituer à la baguette, espece d'instru-
» ment trop grossier & trop simple pour
» la Physique d'aujourd'hui, un autre ins-
» trument plus recherché, plus sensible
» encore aux émanations du corps des
» *Sourciers*; & qui, placé entre leurs mains,
» & peut-être de tout autre, indiqueroit
» avec plus de justesse & de précision, non
» seulement l'existence des eaux ou des
» métaux, mais encore leur profondeur,

» leur volume, &c. ». Il invite les Physiciens à l'aider dans cette recherche, digne à tous égards de leur sagacité. Mais ne faudroit-il pas un coup, non de génie physique, mais de baguette magique, pour remplir ses espérances ? Il ose encore les porter plus loin, & croire qu'il sera peut-être possible de faire du don naturel des *Sourciers*, une sorte d'art, susceptible, comme tous les autres arts, de se perfectionner par des essais répétés. L'art du tourneur de baguette exige donc, outre le don de la mettre en jeu, des principes, de la réflexion, de la sagacité &c..... « Ce phénomene ne viendra-t-il pas un jour calculable par des
» procédés géométriques & susceptibles
» d'une démonstration rigoureuse ? Ne
» trouvera-t-on pas ensuite un moyen de
» découvrir, par des instrumens, électrome-
» triques ou autres, les sources de la terre,
» les filons des mines &c. »...... Pourquoi, dira-t-on peut-être, les *Sourciers* ne deviendroient-ils pas aussi habiles dans leur partie, que les *Astronomes* dans la leur ?

Pourquoi ne formeroit-on pas dans les Académies une classe de *Sourciers*, comme une classe de *Géographes* ?

Mais c'est trop s'arrêter à des choses aussi frivoles. Nous terminerons cet extrait en assurant nos lecteurs qu'en retranchant même de cet Ouvrage, tout ce que l'Auteur s'est plu à y faire entrer sur la *baguette divinatoire*, il contiendroit encore assez de vues, de recherches, d'observations intéressantes, relatives à la Physique, à la Chymie & à la Médecine, pour mériter d'être distingué dans la foule des écrits qui paroissent sur ces matieres.

Fin du second Extrait.

Pour peu que les Rédacteurs de cet article auroient lu avec attention & sans partialité, les vues, les recherches & les observations qu'ils veulent bien excepter ici de leur proscription, ils auroient vu que loin d'être étrangères aux fonds de la question, elles y sont au contraire absolument relatives & intimement liées. Quoiqu'éparses & souvent isolées dans cet Ouvrage, rédigé à la hâte, elles n'en sont pas moins susceptibles, par leur rapprochement (tel qu'on l'a fait depuis dans un des numéros du Mercure) de fournir un corps de preuves, qui à part même les faits & les témoignages décisifs, devoient au moins disposer les esprits en faveur de la plus invraisemblable peut-être, mais en même-temps de la plus claire de toutes les vérités. Toutes les fois qu'un phénomene nouveau, tel que celui-ci, lumineux par son étendue, important par ses applications, vient naturellement s'engrener dans la chaîne qui en lie déja beaucoup d'autres, & sur-tout qui unit les effets particuliers aux causes générales, le contraste apparent qu'il sembloit offrir d'abord avec les loix vulgaires de la Physique & de la Physiologie, doit, par l'examen que l'on en fait, disparoître à mesure aux yeux des vrais Physiciens & des Physiologistes. Lors même qu'un de ces phénomenes extraordinaires, dont la nature s'étoit pendant long-temps réservé le secret, &

qu'elle ne dévoile, par degrés, que de loin en loin, est d'un ordre à contrarier les idées reçues, à renverser les systêmes les mieux établis, il n'en faut pas moins l'inscrire, après l'avoir constaté, sauf à le tenir à l'écart jusqu'à ce que d'autres faits découverts le ramenent à sa vraie place : à plus forte raison faut-il ne pas rejetter ceux qui, sous quelques rapports qu'on les considere, ne font qu'étendre & éclairer les connoissances précédemment acquises, sans en détruire aucune. Mais malgré cet accord général du phénomene des *Sourciers* avec d'autres très-connus du même ordre ; malgré ses liaisons évidentes à une théorie solide, toute fondée sur les vrais principes de la Physique, on a préféré le parti tranchant & beaucoup plus commode de le nier. Les uns arguant sa non-existence de son impossibilité, & jugeant cette impossibilité d'après l'étendue de leurs lumieres, ont prononcé sans appel comme sans examen : d'autres plus scrutateurs, & non moins arbitres du pouvoir de la nature dans ses opérations, se sont en effet livrés à des discussions très-scientifiques sur ce phénomene, mais ce n'a été que pour le rejetter plus sûrement hors de la sphere physique qu'ils restreignent toujours à celle de leur opinion ou de leurs préjugés. Et voilà pourtant ce qu'on appelle de la Philosophie. Parmi les Censeurs imposans, imprégnés de cette philosophie prétendue *pirronienne*, écoutez-en un qui écrivoit au moment où les expériences les plus authentiques, accumulées au milieu de Paris, devoient fixer l'attention générale sur le fait en question.

Dans un ouvrage ayant pour titre, LES LACUNES *de la Philosophie*; ouvrage dans lequel il y a en effet beaucoup de lacunes, à côté de quelques bonnes pages, on trouve la tirade suivante au sujet du Sourcier *Bléton*. « Physicien plus instruit, portant sa
» vue au-delà de son nez, il n'aime point
» à pêcher en eau trouble. Il parcourt le
» désert une verge à la main ; en fait jaillir
» des sources. Il s'électrise par elle, & se

« donne généreusement la fievre pour
« arroser les prés d'autrui. Doué d'un odo-
« rat subtil, & de fibres mobiles, il va
« flairant sous terre un fluide sans odeur.
« Marquant son cours par ses trémousse-
« mens, & tout chargé de l'or que lui pro-
« curent ses syncopes, il n'en tremble pas
« moins à la présence des métaux. Au
« parti qu'il sait tirer de ce qu'il sent,
« on ne peut sans absurdité lui disputer ses
« sensations. Déja un Géometre (nommé
« *Delorthe*) graduoit la baguette, calcu-
« loit le miracle, lorsque la Patrone de
« *Paris*, qui est en possession d'arroser nos
« campagnes en temps de sécheresse, est
« venue au secours de la Philosophie en
« déroute. Elle n'a pas permis qu'un Quaker
« & son grimoire, évoquassent de la terre
« des eaux que sa châsse nous fait descendre
« du ciel avec tant d'abondance «.

Pour faire entendre le style & l'esprit de cette *lacune*, comme de beaucoup d'autres du même genre, l'Auteur a eu soin d'avertir qu'il étoit au plus fort d'une violente

affection

affection nerveuse qui lui avoit fait défendre par son Médecin, toute application sérieuse, toute contention d'esprit. « Je » serois, ajoute-t-il, inexcusable autrement » d'avoir accumulé tant de mauvaises plaisanteries ». On seroit peut-être tenté de croire, malgré cet aveu, que l'Auteur étoit encore plus malade que plaisant, & que son Médecin connoissoit bien son genre de maladie, en lui conseillant *d'exercer son esprit sur les faiseurs de miracles*. S'il étoit permis d'adopter pour un moment le même esprit & le même style, où pourroit bien lui répondre que le faiseur de miracles dont il parle, n'aura pas trouvé son tombeau dans le même lieu où repose celui de la Patrone de Paris. On ajouteroit que quiconque aura vu, avec connoissance de cause, ce qui a été dit des miracles de *Bléton* le Sourcier, à Ste *Geneviève*, aura trouvé pour le moins autant de lacunes de physique, dans le compte qui en a été rendu le 16 Juin 1782 (Journal de Paris) qu'il y a de lacunes de Philosophie dans ce qu'on vient de lire. Celles de la Physique ont été réparées le 26 Juin suivant & le 14 Avril 1783, dans deux supplémens que l'on va transcrire ici. Relevera qui voudra celles de la Philosophie.

Troisieme Extrait.

Lettre aux Auteurs du Journal de Paris, du 26 Juin 1782.

Vous me permettrez, Messieurs, de me joindre à M. Macquer, pour vous demander la publicité du Procès-verbal des expériences qui ont été faites le 25 Mai, dans son jardin avec le sieur *Bléton*; expériences dont ce Chymiste semble vouloir infirmer les résultats, par sa Lettre du 12 Juin, en avançant qu'il y en a eu de favorables & de contraires aux prétentions du sieur *Bléton*. M. *Macquer*, lorsqu'il a écrit cette Lettre, n'avoit sans doute pas présent à la mémoire, le contenu du rapport qu'il avoit rédigé lui-même dix-sept jours auparavant, ou bien il a voulu, par ce demi-désaveu, non interprété, écarter de lui l'espece de persécution que son témoignage, toujours très-imposant, lui faisoit éprouver de la part des mécréans échauffés, agités par les succès de *Bléton*. Je fais moi-même trop de cas du témoignage de M. Macquer, pour ne pas le reclamer, & j'ose l'assurer que s'il a contribué à donner au phénomène dont il s'agit quelque sanction, ce sera un hommage de plus qu'il aura rendu à la vérité, un pas de plus qu'il aura fait faire aux Sciences Physiques. Cependant, si ce Savant craignoit d'être compromis par l'usage que l'on a fait du Procès-verbal en question, appuyé d'ailleurs de beaucoup d'autres pieces, je vous prierois, Messieurs, de lui rappeller, qu'il n'est garant que des faits qu'il a signés pour être rendus publics, & non des conséquences que l'on a pu tirer de ces faits. Vous trouverez ci-joint ce Procès-verbal en original, & tel que vous me l'avez rendu, après en avoir été, pour justifier l'extrait que vous en avez publié, les dépositaires pendant huit jours. J'y joins, Messieurs, quelques autres pieces sur le même sujet, auxquelles je vous prie de donner de la publicité.

La simple lecture du Procès-verbal, suffira pour faire voir qu'il ne contient que des résultats favorables, & la conclusion de tout cela, Messieurs, pour tout homme, qui, sans prévention, aura suivi l'histoire de cette question importante, sera que le compte que vous en avez rendu, les rapports que vous en avez faits, ont été dictés par la justice & l'impartialité. J'ai attendu, pour m'expliquer une fois pour toutes, la publicité tant annoncée du rapport que vous avez inséré dans votre Journal du 16 de ce mois, au sujet des expériences de Sainte Geneviéve; s'il eût manqué quelque chose à la solidité & à la multiplicité de mes preuves, je m'applaudirois d'avoir attendu.

J'ai l'honneur d'être, &c.

Second Mémoire

OBSERVATIONS *faites sur la vertu de* BLÉTON, *de sentir l'impression des Eaux souterraines coulantes, par* MM. *Poissonnier, Thouvenel, d'Arcet, Cadet l'Académicien, Mitoüart, Guillotin, & Macquer.*

Le Samedi 25 Mai 1782, à dix heures & demie du matin, le Baromètre à 28 p. 2 lignes, le Thermomètre à 12 degrés, le tems étant assez calme & assez beau, nous, ci-dessus nommés, nous sommes transportés, avec *Bléton*, dans une maison & jardin, rue du fauxbourg S. Denis, appartenant à M. Macquer, l'un de nous, & occupée par lui.

Avant de faire entrer *Bléton* dans la maison, on lui a bandé très-exactement les yeux : pour être sûr que les yeux étoient bien fermés, on lui a mis un bandeau de raz de S. Maur noir, très-fort & doublé en quatre. Par-dessus ce premier bandeau, on en a appliqué un second de toile blanche, plié en cinq ou six doubles, & on a tamponné, avec du coton cardé, les espaces qui se trouvoient aux deux côtés du nez : on lui a fait traverser un jardin mitoyen avec celui de M. Macquer.

Arrivé dans ce dernier, *Bléton* a indiqué plusieurs endroits où il disoit être affecté par l'eau souterraine, sur lesquels il a eu des tremblemens, & qu'on a marqués.

On lui a fait faire ainsi le tour du jardin, & M. d'Arcet, qui le conduisoit, l'a fait passer le long d'une allée sous laquelle est un tuyau de plomb, de deux pouces de diamètre, lequel prenoit l'eau d'un réservoir en plomb & la conduisoit à un jet d'eau dans un bassin, duquel on avoit ôté l'ajutage, afin que l'eau ne s'écoulât que par un bouillon assez gros, sans jaillissement ni bruit.

Bléton a parcouru deux fois cette allée, sans indiquer qu'il y eut SOUS LUI une eau souterraine coulante.

M. Thouvenel, qui étoit présent, a dit que comme le tuyau n'avoit que deux pouces de diamètre, il penfoit que *Bléton* dans ces deux promenades, n'avoit pas paffé exactement fur le tuyau (1).

Sans lui débander les yeux on lui a donné fa Baguette, & on l'a conduit fucceffivement fur les endroits qu'il avoit fait marquer; la Baguette a tourné fur le plus grand nombre de ces endroits; mais elle eft reftée tranquille fur quelques-uns.

M. d'Arcet l'a reconduit dans l'allée du tuyau; cette fois-là la Baguette a tourné prefque tout le long de l'allée, & d'une maniere plus marquée dans le voifinage du baffin, à l'extrémité du tuyau.

Cela eft arrivé dix à douze fois, toujours avec le même effet.

---

(1) Il a été vérifié fur le champ que *Bléton*, dans ces deux premiers tours, marchant toujours le long de la bordure en buis de l'allée, n'étoit pas fur le tuyau placé dans le milieu de cette allée, qui a environ quatre pieds de largeur; mais la plus fûre vérification de ce fait, qui d'ailleurs n'en a pas befoin, n'étant pas contefté dans le rapport, fe trouve complette d'après les termes même de ce rapport.

On lui a fait faire aussi au moins dix à douze fois le tour du bassin, & à chaque tour, il n'a pas manqué d'indiquer par son tremblement & par la rotation de la Baguette, l'endroit de l'entrée du tuyau dans le bassin, & celui où étoit un autre bout du tuyau de décharge de trop plein, & dans lequel l'eau couloit continuellement, à cause de l'eau que fournissoit continuellement le tuyau.

Dans un grand nombre de tours que *Bléton* a faits dans le jardin avec la Baguette, toujours les yeux bandés, la Baguette a tourné sur le plus grand nombre des endroits qu'il avoit marqués ; mais non pourtant sur tous (2).

---

(2) Tous les points que *Bléton* avoit indiqués comme *foibles* pendant la premiere partie de la séance, sans baguette, & que l'on avoit jugés comme tels par la foiblesse de l'impression convulsive du système musculaire, se sont constamment trouvés être les mêmes que ceux sur lesquels la Baguette est restée immobile, ou n'a éprouvé que de simples oscillations, pendant la deuxieme partie de la séance. Il faut, pour que le mouvement de la Ba-

Second Mémoire

Il est à observer, que pendant plusieurs de ces promenades, M. Thouvenel étoit absent, & se tenoit dans un jardin voisin (3).

---

guette ait lieu, au moins un pouce d'eau courante, & c'étoit à peu-près le volume de l'écoulement artificiel connu. Les points foibles sur lesquels on a ramené ce Sourcier, un grand nombre de fois, sans qu'il en ait manqué un seul (puisqu'en effet on n'en a point excepté dans le Rapport) étoient des écoulemens naturels inconnus, dont la direction & le volume n'ont été constatés que par les indications invariables qui en ont été faites, & non par les fouilles.

(3) Dans toutes les expériences où l'on a pu, comme dans ce cas-ci, compter sur les lumieres & la fidélité des Assistans, la même confiance & la même délicatesse ont été observées; mais cette conduite n'a pas toujours eu le même succès. L'histoire de *Bléton*, pendant son séjour à Paris, fera connoître ce que l'ignorance ou l'esprit de parti, ont suscité contre lui. Au lieu du desir très-naturel de découvrir en ceci la vérité, & une vérité précieuse, l'acharnement inconcevable que l'on n'a que trop souvent montré, pour l'obscurcir & la perdre, sera toujours, aux yeux des honnêtes gens, un problème moral, beaucoup plus difficile à résoudre, que ne l'est aux yeux des vrais savans,

Les expériences rapportées ci-dessus ont duré plus de deux heures : elles ont été faites à deux reprises, entre lesquelles on a laissé reposer *Bléton*, sans lui débander les yeux, pendant une demi-heure, dans un jardin séparé & accompagné de MM. d'Arcet & Guillotin.

Fait à Paris, ce Samedi 25 Mai 1782, dans la maison de M. Macquer, & immédiatement après les expériences. *Signés* POISSONNIER, D'ARCET, MITOUART, CADET, GUILLOTIN, THOUVENEL & MACQUER.

RÉFLEXIONS.

Qu'on relise encore ce Procès-verbal, & on verra s'il contient des *résultats contraires*. Qu'on réfléchisse un peu à la nature de ces résultats, & que l'on dise en

---

le problème physique du don des Sourciers. On trouvera dans la suite de ce Supplément, un exemple capable de faire renaître cette réflexion. (V. *pag.* 44 & *suiv.*)

effet, si ceux-là une fois obtenus, il étoit possible qu'il y en eut d'autres capables, je ne dis pas d'en détruire, mais même d'en affoiblir la certitude. Dans une séance de deux heures, sans compter le tems du repos, *Bléton* toujours les yeux fermés, opérant sur des écoulemens, la plupart très-foibles & très-étroits, a répété, je ne crains pas de le dire, plus de cent fois les mêmes indications, & n'en a pas manqué une seule, lorsqu'on l'a replacé sur les mêmes marques. Mais, en supposant encore qu'il en eût manqué la moitié, que pourroit-on conclure contre sa faculté de sentir les eaux, sinon qu'elle n'est pas infaillible dans toutes les positions & dans tous les tems? Un des plus grands Physiciens de ce siécle disoit à ce sujet, & tous les gens sensés diront avec lui, que si, sur douze résultats, il y en a deux pour *Bléton*, sa propriété tant contestée, est absolument incontestable. Aucune supposition ne peut détruire la vérité de ces deux résultats positifs, & dix causes différentes très-réelles, très-faciles à rencontrer, feront toujours entendre, feront toucher au doigt la raison des résultats négatifs. Dès-lors ces derniers ne feront plus des objections, mais seulement des exceptions, qu'en bonne Physique on doit toujours mettre à côté, mais jamais à la place de la regle générale. On n'a jamais dit que *Bléton* sentît invariablement, & sans avoir égard aux circonstances, toutes les eaux souterraines ; mais on a avancé (Mém. Physique, &c.) & on avance encore, que toutes les fois qu'il indique un écoulement, & que l'on vérifie cette indication par les épreuves rigoureuses pratiquées en pareil cas, l'écoulement existe invariablement & à la profondeur indiquée. Ces résultats ont été pris & répétés, depuis deux mois, sur plus de quarante mille toises de conduites d'eaux, tant dans Paris que dans ses environs ; & dix mille témoins éclairés de ces nombreuses expériences, n'ont pu y appercevoir aucune erreur, mais seulement quelques exceptions.

Je m'en tiendrai donc, pour ce moment-ci, aux seuls résultats totalement *favorables*, & nullement *contraires* du Procès-verbal que l'on vient de lire. Je veux seulement, en faveur de *Bléton*, l'appuyer d'un autre plus récent, que l'on a publié (Journal de Paris, 16 Juin) comme décidément *contraire*, & nullement *favorable* à ce Sourcier.

Extrait des Séances tenues à Sainte Geneviéve.

« Sur seize points indiqués d'écoule-
» mens non connus, *Bléton* en a retrouvé
» huit.... Un autre point noté 60,
» a été reconnu trois fois, & manqué
» trois fois.

» Sur sept canaux connus & indiqués
» par *Bléton*, il en a retrouvé six. Savoir,
» BC une fois sur quatre; DE une fois
» sur quatre. Il l'a suivi en remontant,
» & non en descendant. FG, alternati-
» vement ouvert & fermé, a été indiqué

» deux fois fur trois..... Il a bien fenti
» le canal FO, depuis le point 34
» jufqu'au baffin, & une partie du
» canal KD, jufqu'à la Pompe ». (La
preuve auroit été trop forte pour *Bléton*,
fi l'on eût indiqué la longueur de ces deux
trajets, & celle de plufieurs autres auffi
vaguement cités; mais, en pareil cas, quatre
toifes ne prouvent-elles pas autant que
mille?).... « Il a manqué ce même canal
» fur la terraffe à côté de la pompe.....
» Le canal de la colonade ne lui a fait
» que de légeres impreffions, & de tems
» en tems..... Il a paffé fur le trop plein
» fans s'en appercevoir..... Dans une fe-
» conde féance, il n'a rencontré que deux
» fois les canaux, quoiqu'il ait paffé fur
» chacun au moins trois fois les yeux fer-
» més.... Il a paffé, les yeux ouverts fur
» & le long des canaux, fans les dif-
» tinguer ».

Le compte rendu dans le Journal de
Paris, dont ceci eft extrait, n'étant qu'un
précis du rapport détaillé qui en fera fait

dans le Journal de Physique, au mois de Juillet, on se contentera, en attendant le terme & le succès de cette annonce, de donner aujourd'hui un petit précis d'observations, d'après lesquelles le Public attendra, ou concluera ce qu'il jugera à propos.

Dans les résultats très-favorables à BLÉTON, de la première Séance, on s'est avisé de soupçonner qu'il avoit les *yeux mal fermés*; en l'accusant en même tems de *s'être beaucoup trompé*...... Dans le résumé très-équivoque de la seconde Séance, on a très-indiscrétement inculpé BLÉTON d'avoir passé, *les yeux ouverts*, sur & le long des canaux, sans les distinguer. Donc il ne les connoissoit pas : donc il lui étoit très-indifférent d'avoir les yeux bien ou mal fermés, dans la premiere comme dans la seconde Séance.

Mais pour sauver tout soupçon mal-fondé dans le résultat des expériences; pour éviter toute contradiction mal-adroite dans le rapport qui en a été fait, *l'Ordonna-*

teur des premieres, le *Rédacteur* du second, n'auroit-il pas dû, avant tout, pour ne pas compromettre la bonne-foi des assistans, bien fermer les yeux du *Sourcier*, & bien ouvrir les canaux du jardin? Puisque de son aveu, BLÉTON n'avoit pas distingué les canaux fermés, ayant les yeux ouverts, il falloit savoir si, les yeux fermés, il ne distingueroit pas les canaux ouverts.

Quoi qu'il en soit, *l'Ordonnateur*, le *Rédacteur*, interrogé depuis, s'il étoit sûr que dans tout le cours des expériences avec *Bléton*, pendant les deux Séances, tous les canaux avoient été ouverts, a déclaré *ne pouvoir l'affirmer positivement*. Et qui des témoins de ces Séances ainsi ordonnées, ainsi rédigées, oseroit aujourd'hui l'affirmer?.... Comment auroit-on pu le savoir? Les expériences se suivoient dans le jardin, & la plupart des canaux qui le traversent, aboutissant dans l'intérieur de la maison, pouvoient être ouverts ou fermés à volonté, par le premier venu étranger même aux expériences.

M'étant rendu à Sainte Geneviève, le Lundi 17, pour reconnoître le local des expériences précédentes, & defirant d'en faire quelques-unes de nouvelles, pour de nouveaux affiftans que j'avois invités, je demandai d'abord la vérification des canaux. Lorfqu'on m'eut afluré qu'ils étoient ouverts, *Bléton*, fe mit en quête, & après avoir indiqué différens points non connus, il retrouva un premier canal. En continuant fa courfe, & à quelques diftance de-là, on me dit qu'il en avoit manqué un autre, quoiqu'il eût, ajouta-t-on, paffé deffus, & que le canal fût ouvert. Je demandai fur le champ la vérification de ces deux points, & il fe trouva, 1°. que *Bléton* avoit toujours été à plus de trois pieds du canal : 2°. que ce canal ÉTOIT FERMÉ. Voulant bien ne regarder cela que comme des erreurs *involontaires*, dans la déclaration, & m'en tenant à cet aveu, non *volontaire*, du *Rédacteur : que le hazard du canal fermé*, A SON INSÇU, *m'avoit bien*

bien servi, je ne jugeai pas qu'il fût nécessaire de pousser plus loin la vérification des canaux (4).

Mais sans rechercher encore, si, sur ces derniers, *Bléton* s'est trompé, pourquoi & combien de fois il s'est trompé ; sans savoir si, dans les cas de ces prétendues erreurs, les canaux chétifs sur lesquels on opéroit, étoient ouverts ou fermés, si *Bléton* avoit le bout du pied dessus ou bien à côté ; sans vouloir enfin connoître aucune des

---

(4) Le 15 Juin on m'avoit proposé cette vérification des expériences faites le 29 Mai & le 5 Juin. Le jour avoit été arrêté pour le Lundi 17 ; mais on publia le Dimanche 16, le Procès-verbal des faits que l'on m'offroit de vérifier. Ce procédé, que le Public saura apprécier, ne m'a pas empêché de me trouver au rendez-vous. Ce n'étoit pas l'irrégularité du procédé, mais celle du Procès-verbal que j'avois en vue. Des hommes dignes de foi, qui étoient venus pour une vérification plus importante que celle des canaux, & que je nommerai ci-après, ont été témoins de ces *déclarations* infidèles, de ces *aveux*, de ces *hasards*, &c. mais sur-tout d'un FAUX CAPITAL dans le rapport, lequel sera redressé tout-à-l'heure.

D

circonstances de ces vétilleuses & puériles expériences qui ont duré plus de cinq heures en deux séances (*Bléton* ayant toujours les yeux fermés), tandis qu'il ne falloit pas plus de cinq minutes pour éclairer, sur la vérité du fait, des Assistans qui auroient eu les yeux tant soit peu ouverts; sans tout cela, dis-je, ne peut-on pas s'en tenir, pour décider une question, mille fois trop prouvée d'ailleurs, aux seuls termes du rapport de Sainte Geneviéve ? Il en résulte de compte fait, quoique vaguement exprimé dans ce rapport, *que, dans toutes les marches & contremarches, Bléton,* excédé de fatigue, d'ennui, de contention perpétuelle à sentir de misérables filets d'eau, enivré, échauffé, comme on peut le croire, par l'*emmaillottement* de sa tête & le *tournoiement* continuel de son corps, (ce qui diminue de beaucoup ses sensations) que *Bléton*, dis-je, malgré toutes ces entraves, a pourtant retrouvé vingt-cinq ou trente des points qu'il avoit d'abord indiqués: ce qui fait au moins 50 ou

Physique & Médicinal. 51

6o indications justes. On ne dit pas combien de fois il a manqué (5), « Comme on ne » pouvoit, dit-on, dans le Rapport, rien » conclure de positif (6) ; que le sieur *Blé-*

---

(5) Mais en supposant encore, comme on le dit, qu'il ait manqué beaucoup plus qu'il n'a rencontré, il seroit facile de démontrer, que tout ce qu'il a trouvé est pour lui, & tout ce qu'il a manqué, n'est pas contre lui. Dans un espace de dix toises de côtés seulement, où passeroit un canal d'un pouce d'eau *courante*, BLÉTON, aveugle, rencontrant une seule fois ce qu'on lui fait chercher, il y auroit 518400 probabilités contre une, qu'il le doit à sa sensation, & non au hazard. En suivant le résumé du Rapport, il a rencontré vingt-cinq ou trente fois, dans un jardin qui a plus de cent toises de côtés, & il est revenu autant de fois sur les mêmes points. Donc....; mais je ne veux pas même opposer cet effrayant calcul de probabilités, ou plutôt de démonstration en faveur du *Sourcier*, au plan des *marches* & des *contre-marches* de BLÉTON dans le jardin de Sainte Geneviéve; plan que l'on annonce comme une pièce très-probante, dans le Procès-verbal du 16 Juin..... On a beau chercher, par ces pompeuses & scientifiques minuties, à envelopper la vérité, elle n'en sera ni moins éclatante, ni moins immuable.

(6) *Rien conclure* d'une séance de plus de trois heures,

D 2

» *ton* s'étoit trompé beaucoup plus qu'il
» AVOIT rencontré dans la recherche des
» eaux, il falloit l'éprouver dans un endroit
» où l'on fût sûr qu'il n'y eût ni courant,
» ni canaux, ni sources ».

Pour cela on le conduit & on l'entre même en fiacre dans la nouvelle Eglise de Sainte Géneviéve, *les yeux & les portieres fermés*; c'est-là que va se faire l'expérience derniere, *celle qui décide absolument la question*, & dont le résultat, répandu avec éclat dans Paris, suffira, disent les Adversaires, pour achever de confondre le Sourcier, & détromper ses trop crédules défenseurs.

« *Dans cette nouvelle Eglise*, est-il écrit,
» Bléton a trouvé des canaux, des sources,
» de l'eau de tous côtés.... Cependant il

---

devant des Juges si disposés à conclure!.... Il est très-heureux pour la vérité de la cause, que les expériences de l'Eglise aient rendu le Rapporteur un peu plus traitable sur celles du jardin; vu sur-tout que ce Rapporteur téméraire avoit tout conclu & déja imprimé ailleurs ses conclusions avant les séances.

» est très-certain qu'il n'y a point d'eau à
» plus de cent pieds de profondeur ; cet
» espace étant occupé par la maçonnerie
» des fondations, des voûtes, des canaux
» de la basse Eglise. Il a répété sur un
» *massif très-considérable*, qui sert de noyau
» à l'escalier de la basse Eglise, ses expé-
» riences ; elles lui ont réussi comme sur
» le plus fort canal ».

Voilà le petit exposé d'une grande expérience, décisive contre *Bléton*. C'est sur ce *massif de preuves* que porte cette fameuse décision. Mais voici quelques observations que je propose, d'après une vérification exacte faite en présence de quelques-uns des témoins de la premiere expérience, & avec d'autres non moins éclairés & dignes de foi.

Il est très-certain que *Bléton*, ramené à plusieurs reprises dans la nouvelle Eglise de Sainte Géneviéve, a senti sur différens points des impressions bien distinctes & analogues à celles qu'il éprouve sur les écoulemens d'eau. Il est très-certain aussi que sur le point du *prétendu massif* de pierre, servant de noyau à l'escalier de la basse Eglise, ces impressions ont été constantes & beaucoup plus fortes. Ainsi nous voilà donc d'accord sur les faits de part & d'autre.

La plus légere attention à ces nouveaux résultats, de la part des Assistans, moins aveuglés par leur incrédulité, auroit dû leur suggérer cette premiere réflexion : que puisque *Bléton*, ramené plusieurs fois, sans qu'il pût s'en douter, sur les mêmes points, y éprouvoit les mêmes impressions, il falloit bien qu'il y eût là une cause quelconque capable de les produire. Plus desireux de s'éclairer sur ce phénomene, encore nouveau pour eux, mais non pour d'autres ; au lieu d'en suspecter la réalité, en supposant dans *Bléton* une sensation simulée, & dans la Baguette un mouvement factice, ils se seroient appliqués à en reconnoître, sinon la cause, au moins toutes les circonstances. Ils auroient vu, par exemple, que le noyau regardé

Physique & Medicinal. 55

comme maſſif de maçonnerie (7), ſur lequel *Bléton* a reſſenti conſtamment les plus fortes impreſſions, eſt une voûte en moëlons, de treize à quatorze pieds d'élévation, ſur

---

(7) Ce n'eſt pas là le ſeul faux énoncé que j'aurois à relever dans le rapport dont il s'agit ici. On y rapporte, qu'il eſt contraire à ce que j'ai avancé, que *la baguette de verre tourne ſur les doigts de* Bléton; *lorſqu'on en place une ſeconde auſſi de verre ſur ſes poignets....* Il eſt de fait, que je n'ai dit cela nulle part: mais il m'eſt tout auſſi inutile, pour prouver la vérité & la réalité de la baguette, de détruire cette fauſſe allégation d'un Journaliſte, depuis long-tems détracteur public de *Bléton*, que de réfuter ce qu'on a fait écrire par un *Bachelier*, fait opérer à un *manequin*, fait annoncer par un Mécanicien Géomètre, devenu Profeſſeur & Marchand de Baguettes graduées, &c.

On m'oppoſe encore dans ce Rapport, que *Bléton* n'a pas indiqué des pieces d'or & d'argent cachées; qu'il n'a point rencontré du charbon de terre, &c. Mais je n'ai dit nulle part que *Bléton*, avec toute ſa vertu, ſeroit aſſez habile pour retrouver la médaille du R. Pere, ni pour ſentir un petit morceau de houille. Ne ſemble-t-il pas voir de grands enfans eſſayer un cours de navigation, avec de petits bateaux de carton ſur une jatte d'eau?

D 4

onze à douze de diamètre; qu'à cette voûte, à ce noyau creux & non *massif*, comme on l'a faussement assuré, aboutissent deux grands courans d'air amenés par deux grands canaux également voûtés de la basse Eglise; lesquels canaux, communiquant avec d'autres collatéraux, & se dégorgeant immédiatement dans le confluent de la voûte centrale, y établissent un tourbillon d'air considérable; mais plus ou moins, suivant l'état de l'air extérieur. En y regardant encore de plus près, *avant de décider la question*, on auroit observé sous cette voûte, entourée & pénétrée de courans d'air, une fraîcheur & une humidité considérables, très-sensibles au tact & à la vue, très-mesurables par le thermomètre & l'hygromètre; on auroit vu, en plaçant deux bougies sous la porte d'entrée de la même voûte, au confluent des canaux voûtés qui y portent l'air, deux courans opposés, dont l'un inférieur entrant sous la voûte & indiqué par la direction de la flamme d'une bougie placée sur le seuil de la porte ; l'autre, supérieur, sortant de la voûte, & donnant à la flamme de l'autre bougie élevée tout au haut de la porte, une direction contraire à la premiere.

Ces observations préliminaires une fois faites, on auroit cherché à découvrir, à circonscrire le vrai foyer de l'action inconnue, mais invariablement opérée sur le corps de *Bléton*. Successivement on l'auroit placé, sans vexations & sans tricheries aucunes, sur les différens points d'où pouvoit partir la cause agissante. On auroit trouvé que sous la voûte & sur le terre-plein, très-humide & très-froid de la basse Eglise qui porte le noyau voûté, *Bléton* n'éprouvoit aucune impression ; que supporté par une échelle jusqu'au dessous du ceintre de la même voûte, il ne ressentoit encore rien ; mais que placé immédiatement sur le sommet de la voûte en dehors, il sentoit, sur toute son étendue, des impressions convulsives très-sensibles ; que ces impressions étoient beaucoup plus marquées dans la largeur d'environ trois pieds, suivant la direction de la porte de la voûte, au côté opposé. Enfin, en reconduisant *Bléton* dans l'Eglise neuve, on auroit retrouvé sur le faux plancher couvert de terre, & communiquant avec le sommet de la voûte par des traverses & des montants de bois, les mêmes points correspondans, les mêmes traces, les mêmes lignes, faisant éprouver au corps de *Bléton* les mêmes sensations, montrant aux yeux des assistans les mêmes impressions convulsives, avec plus d'énergie & plus d'intensité, par des raisons que je déduirai ailleurs. Enfin, pour comble de conviction & d'étonnement, on auroit encore pu s'assurer que *Bléton*, après avoir indiqué le trajet de sa plus forte impression, dans la largeur d'environ trois pieds, suivant la direction de la Nêf au Chœur, & le diametre de la porte de la voûte au côté opposé; que *Bléton*, quittant ce trajet pour chercher par une marche latérale, la profondeur du courant qui faisoit impreſſion ſur lui, avoit préciſément trouvé cette profondeur égale à la diſtance qu'il y a entre le ſommet du noyau voûté de l'Egliſe baſſe, & le faux plancher de l'Egliſe neuve.

Voilà des faits, & des faits inconteſtables, recueillis, vérifiés dans trois ſéances différentes devant des témoins capables de les bien voir (8). Plus de ſagacité à obſerver, moins de précipitation à conclure, de la part de ceux qui les avoient vus ou pu voir auparavant, mais ſur-tout plus de circonſpection de la part de celui qui en a fait le rapport, auroient évité à bien des gens, qui ne ſuivent que les impulſions qu'on leur donne, le déſagrément de ſe rétracter ou de tergiverſer ſur ce qu'ils penſoient ou devoient penſer du phénomene en queſtion.

Quant à la cauſe & au méchaniſme qui

---

(8) Entr'autres MM. le Baron d'Holbach, de Carburi, Bergier, l'Abbé Barruel, Cadet de Vaux, Deyeux, Mittoüart, &c.

produisent ce phénomène, je les ai déja indiqués, & je les développerai par la suite. J'ai eu dans le cours de mes expériences avec *Bléton*, de fréquens exemples des impressions que font sur lui les courans d'air humide souterrains, comparés aux écoulemens d'eau. On en retrouvera plusieurs de très-récens dans ce qui va suivre. J'ai souvent produit artificiellement ce phénomène, en établissant dans des canaux de bois recouverts de terre, un courant d'air humide avec des soufflets de forge. Les canaux, les caves, les aquéducs, m'ont fourni bien des occasions de l'observer. Tous ces faits interprétés suivant les principes de la saine Physique, n'ont fait que confirmer de plus en plus mon système, en montrant d'une maniere frappante l'analogie qui existe entre les foyers électriques terrestres & atmosphériques ; entre les écoulemens d'eau & d'air humide souterrains, les traînées, les masses, les tourbillons d'air & d'eau soutenus dans l'atmosphère, considérés les uns & les autres comme conducteurs puissans de l'électricité. Mais il me reste encore beaucoup à ajouter à ce que j'ai déja dit sur cela dans mon premier Mémoire. Ce sera la matiere d'un supplément auquel je travaille.

Tandis que des Savans incrédules de la Capitale se disputent & conspirent contre le fait du *Sourcier Bléton*, d'autres Savans des environs, non moins instruits, mais moins exposés que les autres à la contagion morale des opinions de la Société & des Corps, s'occupent gravement de la recherche des causes de ce fait, qu'ils ont été à portée de bien observer. Entr'autres Rapports qui m'ont été adressés, je me fais un devoir de citer celui d'une Séance tenue à *Montmorenci*, en présence du P. COTTE & de plusieurs autres témoins, aussi recommandables que lui, par leur lumiere & leur probité. Ce Rapport contient, en dix-sept paragraphes, l'extrait d'un grand nombre d'épreuves avec *Bléton*, dont pas une seule n'a manqué.

Il a été rédigé par MM. PIA, BAYEN

& Deyeux, qu'il suffit de nommer pour inspirer de la confiance. On ne publiera aujourd'hui que la Lettre du P. Cotte à M. Pia, en lui renvoyant le Rapport signé.

Copie de la Lettre du P. Cotte, Prêtre de l'Oratoire, Curé de Montmorenci, & Correspondant de l'Académie, adressée à M. Pia.

Monsieur,

On ne peut rien ajouter au Rapport très-bien fait & très-exact que vous avez eu la bonté de m'adresser. Je l'ai signé de grand cœur. Voici seulement deux ou trois observations que ces Messieurs inséreront, s'il leur plaît.

La premiere regarde l'expérience de la toile cirée étendue à terre.... Lorsqu'elle fut étendue dans toute sa longueur, *Bléton* y marcha les yeux ouverts & ne sentit rien. Lorsqu'on le porta les yeux bandés, on eut la précaution au second tour qu'il fit, de mettre la toile cirée en travers & dans la largeur, de maniere qu'au premier tour, *Bléton* qui étoit porté & qui ne voyoit pas, ne sentit rien pendant le tems qu'on parcouroit les trois aunes de toile; & au second, la suspension de la sensation ne dura exactement que le court espace de tems nécessaire pour parcourir la la largeur de la toile qui n'étoit que d'une aune. *Bléton* ne pouvoit pas soupçonner cette tricherie.

2°. J'ai suivi plusieurs fois *Bléton* de loin, sans qu'il me fût derriere lui : j'étois attentif à tous ses mouvemens, & j'ai remarqué en lui, lorsqu'il passoit sur quelque source, une secousse aussi subite & aussi forte que celle qu'on éprouve lorsqu'on décharge une phiole de Leyde.

3°. Lorsque je conduisois *Bléton*, en le tenant par le poignet, j'étois averti aussitôt que lui de ses sensations & de la plus ou moins grande abondance d'eau qui les lui faisoit éprouver, par une contraction de ses muscles ou de ses tendons, plus ou moins forte, dont je sentois l'action, de maniere que nous disions tous les deux ensemble : *il y a ici de l'eau.*

Nota. Le P. COTTE propose dans la suite de sa Lettre, plusieurs expériences très-ingénieuses, tendant à reconnoître de plus en plus la nature du phénomene dont il s'agit, considéré comme phénomene électrique. M. *Thouvenel*, en suivant toujours son système sur cela, avoit déja exécuté la plupart de ces expériences, annoncées dans son Ouvrage. Il se propose d'en publier incessamment les nouveaux résultats.

« Toutes ces expériences, ajoute le P.
» COTTE, en continuant sa Lettre, me
» paroissent intéressantes, puisqu'elles
» constateroient l'origine des sensations
» de *Bléton*, & qu'elles contribueroient
» à prouver de plus en plus sa probité
» qu'on a osé inculper, sous le léger pré-
» texte

» texte qu'on ne connoissoit rien à ses
» opérations ». J'ai l'honneur d'être, &c.

Lettre de M. LE ROI, Lieutenant des Chasses, à M. le Marquis de CUBIERES, Ecuyer du Roi.

Je vous remercie, Monsieur, d'avoir bien voulu amener chez moi le sieur *Bléton.* En vérité ce qui arrive à cet homme me paroît bien extraordinaire ; mais il m'est impossible de me dissimuler que quatre fois dans mon jardin, je l'ai fait promener, en lui tenant les bras, sur des courans d'eau souterraine qu'il lui étoit impossible de soupçonner, & que chaque fois il a été affecté de mouvemens convulsifs très-sensibles, proportionnés à la quantité d'eau courante, & qui l'ont averti de sa présence. M. le Comte de *Coigny*, M. le Comte *d'Adhémar*, & plusieurs autres personnes, jouissant bien de leurs sens & de leur raison, ont été témoins des mêmes faits, & il est imposfible de les révoquer en doute. A quoi cela tient-il ? Je n'en fais rien ; cela me paroît auffi difficile à expliquer, que d'expliquer en morale la préfomption de beaucoup de gens qui nient les faits parce qu'ils n'entendent pas comment cela arrive, & qui fe refufent à voir ce qu'ils regardent d'avance comme impoffible ; & cependant, c'eft un fait bien avéré. Il faut affurément être bien peu avancé dans la Phyfique, pour ne pas favoir que les faits les plus extraordinaires fe découvrent tous les jours, & ouvrent une carriere nouvelle à ceux qui s'occupent de la contemplation de la Nature. Continuez, Monfieur, de vous y livrer avec intérêt. C'eft un grand moyen de bonheur. Fiez-vous-en d'ailleurs à notre ignorance, pour que les faits nouveaux ne vous manquent pas. Nous en avons pour long-tems à connoître, furtout fi nous ne nous laiffons pas borner par le plat orgueil de beaucoup de gens qui refufent d'admettre les faits qu'ils ne peuvent pas expliquer, quelques évidens qu'ils soient. Nous sommes nés d'hier ; il nous va bien de regarder nos petites connoissances, comme le terme de ce que peut la Nature! J'ai l'honneur, &c.

Signé LE ROI.

Nota. Un des faits les plus remarquables & les plus étonnans de ces expériences avec le sieur *Bléton*, c'est le moyen dont il se sert pour juger la profondeur des eaux souterraines. Il ne s'est pas trompé d'une ligne sur les écoulemens artificiels connus. L'ayant fait traverser le jardin dans différens sens, pour chercher des écoulemens naturels que l'on soupçonnoit, il en a trouvé un qu'il a suivi jusqu'à son aboutissant à un puits qu'il ne pouvoit appercevoir. Il en a indiqué la profondeur à neuf toises trois pieds, & cela s'est trouvé conforme à la déposition du Jardinier qui a souvent curé ce puits. Comment de tels résultats, répétés mille fois, & partout où *Bléton* a opéré, peuvent-ils encore éprouver des objections, trouver un seul incrédule?

CONCLUSION.

Si à tant de faits authentiques & de témoignages respectables; si à tous ceux que l'on a déja publiés dans les Journaux précédens, & qui étoient dès-lors plus que suffisans pour mettre au-dessus de toute inculpation la faculté & la probité de *Bléton*; si, pour anéantir les écrits de trois ou quatre *contradicteurs impuissans*, il falloit encore ajouter d'autres autorités non moins imposantes, & toutes aussi empressées de rendre hommage à la vérité; on les prendroit dans les différentes relations qui ont été dressées, d'après les expériences continuées, sans interruption, depuis deux mois, dans plus de quatre-vingt séances d'hommes éclairés (8).

---

(8) On extrairoit de ce nombreux tableau de témoins éminemment dignes de foi, MM. l'Ambassadeur d'*Espa-*

Mais à quoi bon multiplier les témoignages, lorsque les faits vont se multipliant chaque jour, dans les courses que fait *Bléton*, pour procurer des sources à tous ceux qui en desirent.

―――――――――――――――――

gne, l'Ambassadeur *de Malthe*, *Franklin*, *de Malesherbes*, le Président *de Farcheville*, les Intendans d'*Alsace*, de *Dauphiné*, de *Lorraine;* le Duc *de Charost*, le Comte *de Choiseul-Gouffier*, le Comte *de Nolivos*, *Dusault*, *Coster*, *Diderot*, *Mauduyt*, l'Abbé *de Lille*, l'Abbé *Bexon*, l'Abbé *de Bizance*, &c. &c. Dans le grand nombre de Savans recommandables, plus particuliérement attachés à des Académies, des Facultés, des Collèges (bien que ces titres n'ajoutent rien au droit ni aux moyens de constater un fait de la nature de celui-ci) on s'applaudiroit d'avoir à répéter, *pour Garans des faits consignés dans les Procès-verbaux*, les noms de MM. le Baron d'*Holbach*, de *Carburi*, le *Roy*, *Poissonnier*, *Macquer*, d'*Arcet*, , *Cadet*, *Guillotin*, *Pia*, le P. *Cotte*, *Bayen*, *Mitoüart*, *Deyeux*, &c. &c. Enfin pour constater mieux encore d'autres résultats également favorables au fait dont il s'agit, notamment celui de Sainte Geneviéve, on en appelleroit aux témoins, *mieux instruits*, de ces séances cités dans la Rapport du 16 Juin, sans excepter même le Rédacteur, pour lui fournir au moins cette occasion de rendre hommage à la vérité.

Second Mémoire

EXTRAIT des séances du 13 & du 15 Juin, par ordre de la Reine, en présence de M. *Mique*, Intendant & Contrôleur Général des Bâtimens de la REINE: où ont assisté MM. *Guillaumot*, Intendant Général des Bâtimens du ROI; *de Château-fort*, le Chevalier *de Morange*; *Richard*, Jardinier du petit Trianon; *Henri*, Dessinateur; *Loiseleur* & *Anseau*, Fontainiers.

Bléton, pour faire preuve de la faculté qu'il a de suivre les écoulemens d'eaux souterraines, fut mis d'abord à la recherche de ceux que l'on connoissoit dans le Jardin de TRIANON: dans l'espace de plus de deux heures que dura cette première épreuve, il ne manqua pas un seul point, une seule conduite.

Il indiqua, chemin faisant, & suivit d'un bout à l'autre, quatre traces, qu'il désigna pour être des écoulemens d'eau foibles, & qui, connues des assistans, & vérifiées par eux, se sont trouvées n'être que des courans d'air humide; *savoir*, une grotte souterraine, au milieu du Jardin de TRIANON;

un Égout à sec devant une des faces du Château; un canal de décharge allant de la petite riviere à un grand foffé; enfin, une voute fouterraine dans le potager d'en haut (9).

Après ces premieres expériences dans le

---

(9) Sur ce dernier point, *Bléton*, par des épreuves réitérées, parvint à diftinguer la largeur & la profondeur de la voûte, d'avec celles d'un canal en plomb, portant cinq à fix pouces d'eau, & placé fous cette voûte large de fix pieds. On connoiffoit déja d'autres exemples de l'action combinée des écoulemens d'eau & d'air humide, réunis, & l'on trouvera de fréquentes occafions de répéter des obfervations confirmatives. Tous ces faits font analogues à ce qui s'eft trouvé à Sainte Geneviève, à Ville-d'Avray, & notamment fur l'aquéduc d'Arcueil, dont le chenal, de 18 pouces, portant l'écoulement de l'eau, produit une action diftincte de celle du courant d'air fous la voûte d'environ trois pieds. Pour juger cette double action, & trouver la profondeur des écoulemens d'eau & d'air qui la produifent, il faut néceffairement intercepter l'une ou l'autre par des moyens d'ifolement. On donnera par la fuite des procédés pour ne pas être induit en erreur, dans les fouilles, par cette complication d'effets analogues, tenant à des caufes différentes.

Jardin de TRIANON, sur des écoulemens artificiels, *Bléton* fut conduit à la campagne, pour y chercher des sources, dont on pût faire usage, suivant le vœu & les ordres de la REINE. Dans la séance du 13, on en a trouvé deux très-fortes le long du côteau de *Rocquancourt*. Allant de l'une à l'autre, dans le trajet d'environ cinq à six cent toises, & cherchant à réunir des sources intermédiaires, *Bléton* indiqua un écoulement assez fort, qui, suivi pendant trois ou quatre cent toises, & jusqu'à l'aboutissant d'un regard, se trouva être l'aqueduc qui mene les eaux de *Marly à Versailles*. Deux assistans déclarèrent, à l'insçu de *Bléton*, que cet aqueduc, sur le sommet du côteau de *Rocquancourt*, avoit plus de cent pieds de profondeur, & il se trouva, par l'indication du Sourcier, que cette profondeur étoit de cent neuf pieds. Il y avoit pour témoins de cette surprenante épreuve, beaucoup de Dames & de Seigneurs de la Cour.

Dans la séance du 15, *Bléton*, suivant

Physique & Médicinal. 73

le Procès-verbal qui en a été dressé, a découvert, dans les côteaux du *Chenay*, & aux environs, neuf sources, dont les unes fortes, & les autres foibles, avec différens points de réunion des unes aux autres, & dans les profondeurs de dix-huit à trente-trois pieds. Les aboutissans de la plupart de ces sources, dans la plaine, étoient connus des Fontainiers & d'autres assistans. Les plus fortes & les moins profondes de ces sources, sont actuellement en fouilles, ainsi que les deux du côteau de *Rocquancourt*, dont l'une à trente-neuf pieds, & l'autre quarante-trois de profondeur. On en connoîtra dans peu les résultats.

Extrait de la Séance du 17 Juin, au Château de *Bellevue*, par ordre de Madame Adélaïde, en présence de M. de *Pommery* & de MM. ses fils; de M. *Micque*, Intendant des Bâtimens de la Reine; de M. *Maréchaux*, Inspecteur des Bâtimens de Mesdames.

Bléton, après avoir reconnu diverses

conduites d'eaux dans les jardins, & en avoir suivi exactement la direction, a été mené sur le côteau au bout des jardins. Là, il a indiqué une source abondante, à trente pieds de profondeur. Le Fontainier, ainsi que M. l'Inspecteur, ont des raisons de croire que c'est la source des eaux bonnes à boire, qui n'est prise, pour le service de *Mesdames*, que beaucoup plus bas que l'indication de *Bléton*. On a ordonné de fouiller cette source, qui seroit, dans l'endroit indiqué, beaucoup plus abondante, à cause des différentes branches qui s'en détachent dans l'intervalle.

Bléton a trouvé dans le même canton, à partir du Parc de *Meudon*, une source très-forte, qui, sur le sommet du côteau de la *Butte*, est à cinquante & quelques pieds de profondeur, à côté d'un puits qui en a plus de cent soixante, sans une seule goutte d'eau.

Extrait de la Séance de Ville-
d'Avray, *chez* M. Thierry, *Premier
Valet-de-Chambre du* Roi.

Entr'autres témoins nombreux de ces
expériences, on se contentera de citer
MM. *Moreau*, Historiographe de France;
Bourdois de la Motte, Médecin de la
Faculté de Paris; *Louslaunau*, Chirurgien
de Madame Adélaïde; l'Abbé de *Villaret*, Grand-Vicaire de *Rodez*, &c.

La plupart des points & des traces marqués par *Bléton*, suivant des sources naturelles, leurs embranchemens, leurs divisions, leurs aboutissans, avoient été prévus par M. *Thierry*. On en a vérifié plusieurs, en y ramenant *Bléton* les yeux fermés. Il a suivi, dans cet état, la direction de la source du Roi & en a indiqué la vraie profondeur: il a suivi une autre source aboutissant à une voûte sous laquelle elle traverse: il a senti, placé ensuite sur cette voûte, des impressions distinctes de celles de l'eau, & tenant à l'écoulement d'air souterrain.

M. *Thierry*, engagé par la justesse des indications du sieur *Bléton*, se propose de les vérifier par des fouilles.

Pour conclure cet article, & pour donner, s'il en falloit encore, la derniere des dernieres preuves, on ajoutera, on affirmera que toutes les fouilles qui ont été faites jusqu'à présent dans les environs de Paris, ont eu, ainsi qu'un grand nombre d'autres, dans les différentes Provinces, succès le plus complet.

« Dans la Terre de M. *Randon de Lu-*
» *cenay*, où depuis long-tems on desiroit
» de l'eau, on avoit fait des dépenses &
» des fouilles inutiles, à plus de soixante
» pieds; *Bléton* a indiqué le 7 Juin dernier,
» diverses sources à vingt-cinq pieds, qui
» ont toutes été trouvées à la même profondeur, notamment trois branches paralleles faciles à réunir ».

« Au Parc-Pierre, dans la campagne de
» MM. *Mahieu* & *Roussy*, lieu sec &

Physique & Médicinal.

» aride, on a trouvé la source indiquée
» par *Bléton*, à la fin du mois de Mai
» dernier ».

A *Montmorenci*, dans le jardin de M. Fauffier, d'après des épreuves faites en présence de M. *Pia* & du *P. Cotte*, on vient de trouver une des sources annoncées par *Bléton* (10).

---

(10) Il se fait dans ce moment bien d'autres fouilles, dont on donnera les résultats. On prie tous ceux qui en sont occupés, d'en dresser des Procès-verbaux exacts, & de les envoyer au Bureau du Journal de Paris. Il y a sur l'indication des profondeurs & sur celle des dérivations de la ligne perpendiculaire, dans quelques cas particuliers, des choses intéressantes à connoître, sur-tout lorsque les sources (ce qui est le cas le plus ordinaire) sont composées de plusieurs petits écoulemens placés latéralement ou perpendiculairement. Il existe alors un foyer d'action combinée, dont il importe de connoître l'étendue & la direction, pour pouvoir établir une *moyenne proportionnelle* entre tous les points de cette action : c'est alors que les erreurs de *Bléton*, dont il ne sait pas se rendre compte, seront plus utiles même que ses succès, aux yeux de l'Observateur & du Physicien.

Fin du troisieme Extrait.

Depuis le mois de Juin 1782, date de la rédaction de cet article, jusqu'à la fin de Décembre suivant, *Bléton* n'a pas discontinué ses opérations, tant à *Paris* & à *Versailles*, que dans plusieurs des Provinces circonvoisines. Les résultats, les procès-verbaux de ces opérations innombrables ont été déja en partie rendus publics, & feront la matiere de l'extrait suivant. Si à la fin du précédent on a demandé que les procès-verbaux de toutes les fouilles qui feroient faites d'après les indications de *Bléton*, fussent adressées au bureau du Journal de *Paris*, ç'a été pour parvenir à rectifier les rapports de ce Sourcier, d'après les sensations & les mouvemens qu'il éprouve, & aussi pour connoître les causes secondes qui font varier ces rapports. Il ne sera pas inutile de tracer ici quelques lignes sur l'objet principal de cette discussion, toujours mal entendue pour ce qui concerne, dans les procédés de *Bléton*, le fait des profondeurs.

On ne prétend pas par les nouveaux résultats que l'on demande, répondre à l'*insignifiante* objection, répétée mille & mille fois, *qu'il y a de l'eau éparse par-tout*; objection à laquelle on a répondu d'avance (*Mémoire Physique*, &c. 1780). On veut encore moins, en remontant à l'origine de cette objection triviale, réfuter le chimérique système de la *nappe d'eau souterraine universelle*, tel qu'il a été pris de *Woodward*, & appliqué à contre-sens par son copiste *anti-Sourcier*. Mais l'objet principal de ces nouvelles recherches étant de déterminer avec plus de précision la profondeur & les lignes d'écoulemens des eaux souterraines, dans les différens continens, on sent de quelle utilité il seroit, pour résoudre complettement ce problême, d'ajouter aux deux moyens indicateurs pratiqués par *Bléton*, quelqu'autre procédé capable de rectifier les erreurs qu'il commet quelquefois, relativement aux profondeurs, sans qu'il sache lui-même, & sans qu'on puisse encore savoir pour lui, à quoi elles tiennent. Au surplus, ces prétendues erreurs n'étant jamais que des différences du plus au moins entre les profondeurs réelles des sources découvertes par la fouille, & les profondeurs apparentes indiquées par les procédés préliminaires du Sourcier, on ne peut fonciérement les regarder comme erreurs, que par rapport à nos connoissances encore très-incomplettes & sur la distribution intérieure des eaux courantes & sur le mécanisme, peut-être très-variable, des impressions diverses que font ces écoulemens, conducteurs de l'électricité terrestre, sur les individus éminemment électriques qui constituent *la race des Sourciers*; impressions en tout comparables à celles que font éprouver, d'une maniere encore plus variée, à beaucoup de gens, les courans ou les tourbillons d'air humide, les nuages, les orages, les brouillards, &c. moteurs ou conducteurs de l'électricité atmosphérique.

Ainsi en restraignant le don naturel des Sourciers à la seule sensation des eaux souterraine terraines qui font actuellement en écoulement, & qui, par leur action électrique, font bien différentes de celles qui font stagnantes, répandues çà & là, & non par-tout indistinctement, entre les couches de terre, à des profondeurs indéterminées, on parviendra peut-être à abolir toutes les discussions frivoles & inintelligibles que l'on a sans cesse, faute de cette distinction, voulu opposer à la démonstration du phénomene dont il s'agit. Les faits seuls auroient dû depuis long-temps décider cette question, & faire entendre que l'eau que *Bléton* indique n'est pas celle que l'on dit vaguement & mal-à-propos se trouver par-tout, & que l'on appelle *eau dormante*, *eau de niveau*, &c; mais celle qui partant de foyers, souvent très-éloignés & supérieurs, s'écoule par l'inclinaison des couches, en des veines & des rameaux circonscrits, très-communes dans certains pays de montagnes & de côteaux, très-rares dans les pays de plaines.

Une fois ce point capital bien établi, bien entendu, toutes les opérations de

F

Bléton, lors même qu'il se trompe sur la profondeur des sources qu'il indique, deviennent en sa faveur autant de démonstrations, dont le complément, si on veut le rechercher, sera toujours qu'en tout autre endroit environnant, où il dit ne rien sentir, on ne trouvera pas de sources à des profondeurs égales, en supposant même qu'il s'y rencontre de l'eau éparse & stagnante que *Bléton* n'indique pas & ne sent jamais.

C'est à des faits de cet ordre, déja existans par milliers, plus encore qu'à de nouveaux témoignages que l'on en appelle; ceux-là sont plus inaltérables que ceux-ci. Ils sont exempts des vicissitudes que produisent souvent dans la société la contagion morale, le choc des opinions, l'esprit de parti, &c. Au surplus, l'exemple de ce qui s'est passé là-dessus dans ces derniers temps, tout inexplicable qu'il est, explique pourtant assez bien ce qui s'est fait & dit autrefois. Il dispense à la fois tout homme impartial de réfuter ou de récuser les anciens

& nouveaux témoignages contre le fait des Sourciers. L'histoire de ce fait, reprise dès son origine, chez les Israélites même, & continuée jusqu'au temps présent, fera connoître aux hommes la constante uniformité, pour tous les âges, dans la marche des Sciences, sans cesse arrêtée, combattue par les préjugés du Peuple & par ceux des Savans. Seroit-il vrai de dire que la barbarie, suite de ces préjugés, comme de l'ignorance, n'a presque fait jusqu'à présent que changer de noms, de formes & de têtes? Quoiqu'il en soit, il m'a paru qu'il seroit inutile de parcourir, pour y trouver des preuves & des éclaircissemens, tout ce qui a été écrit anciennement en faveur de ce fait; mais j'ai cherché à connoître tout ce qu'on y a opposé. En deux mots, je le répete encore, depuis le décret de l'Inquisition de *Rome*, au commencement de ce siecle, qui proscrit les ouvrages faits & à faire pour la défense des *Sourciers*, jusqu'au persiflage de *Voltaire* qui les tourne en ridicule; depuis les écrits polémiques

& critiques des Philosophes & des Journalistes du siecle dernier, jusqu'aux déclamations scientifiques ou dérisoires de leurs serviles imitateurs actuels; dans tout cela, dis-je, on chercheroit envain de quoi asseoir, je ne dis pas, une sémi-preuve, mais même la plus légere présomption contre le fait dont il s'agit, dépouillé toutefois de tout ce dont le charlatanisme, la superstition & plus encore l'extrême crédulité l'ont constamment enveloppé. Je n'excepte pas même de cette accusation de *nullité* d'autres témoignages également contraires de ce temps-là & de celui-ci, tant & si souvent cités comme décisifs, nommément celui du Prince de C*** en 1693 & celui du Duc de B*** en 1783; témoignages que l'on a eu la bonhommie d'opposer à celui des Physiciens d'alors & d'aujourd'hui qui ont le mieux vu & le mieux écrit sur ce fait: comme si l'éclat d'un grand nom, d'une haute naissance, pouvoit relever ou ternir celui d'une vérité en matiere de Physique. Cela me rappelle que dans un des numéros du Mercure de 1782, il y est dit à propos des Sourciers : « En 1693 on vit, ce qui est très-notable, un grand Prince détruire un grand prestige » ; mais ce qui est plus notable encore, c'est que ce grand prestige soit devenu une grande vérité. On auroit pu dire dans le même temps, dans le même Mercure : « Un grand Ministre crut protéger une grande découverte qui se trouva n'être qu'une imposture ». Ne peut-on pas conclure de-là, que lorsqu'il s'agit d'un fait de difficile croyance, très-éloigné de l'ordre accoutumé, il vaut mieux peser les témoignages que de les compter : & ce qui vaut mieux encore, c'est de juger sur la nature plutôt que sur la multiplicité des épreuves attestées par les gens qui ont vu, & jamais par les inductions d'invraisemblance que veulent y opposer ceux qui n'ont pas vu, comme cela s'est pratiqué dans ce cas-ci. Au reste, de tous les faits qui ont jamais pu fixer l'attention des Physiciens, nul peut-être n'a été éprouvé plus long-temps, examiné plus sévérement

&, j'ose le dire, plus authentiquement démontré, que le fait du Sourcier *Bléton*. Aussi il y a long-temps que la croyance qu'on accorde à ce fait, ne doit plus porter sur mon témoignage, ni sur mes expériences. Il suffit, pour s'en convaincre encore, de parcourir l'extrait suivant (*d*).

QUATRIEME EXTRAIT.

Journal des Expériences de BLETON, *en 1782, publié en Janvier 1783.*

Nota. Quatre-vingt-cinq Séances ont été tenues pour les Savans & les Curieux de Paris, dans les principaux jardins de cette Capitale, & dans la Banlieue. Les résultats pour & contre d'une partie de ces Séances, ont été rendus publics à mesure. Les autres Séances n'ayant donné que des résultats analogues, toujours concluans, & sans aucune particularité remarquable, il devenoit inutile de les publier. Ces expériences ont eu pour témoins, environ trente mille personnes, prises dans tous les Ordres de la Société. Près de deux cent des plus notables, des plus éclairées, ont été nommées dans les Procès-verbaux imprimés. Sur ce nombre, trois ou quatre seulement ont pris la peine de hazarder quelques objections qui n'ont pas eu besoin d'être réfutées. Il étoit sans doute encore plus permis de ne compter pour rien les Ecrits éphémères de ceux qui, n'ayant pas vu d'expériences, ont essayé de fronder celles des autres. C'est à ce titre que la Lettre du 23 Mai (Journal de Paris) a dû rester sans réponse, autres que celles du 30 Mai & du 15 Juin (*ibidem*) (*e*).

Après ces premiers & nombreux essais *probatoires*, faits la plupart sur des écoulemens d'eaux souterraines artificielles, dans la vue de constater la faculté de *Bléton*, il s'est livré à d'autres opérations plus importantes, à la recherche des eaux souterraines naturelles, dans des vues & pour des besoins économiques.

Appellé à Versailles par ordre, & pour le service de la Reine, *Bléton* a fait dans l'espace de deux lieues, aux environs de *Trianon*, un grand nombre d'expériences dont le plan topographique a été dressé, avec les procès-verbaux & abornemens. Sur le nombre des écoulemens indiqués, quatre ont été fouillés & trouvés. Les autres devant être incessamment travaillés, les résultats, quels qu'ils soient, eû seront connus.

Au Château de *Belle-Vue*, par ordre de Madame Adélaïde, une source dont on a fait mention dans le supplément au Journal de Paris du 26 Juin 1782, a été fouillée, mais non-trouvée à la profondeur indiquée par *Bléton*. Cette fouille doit être reprise.... Au Château de la *Bauve* appartenant à Madame la Duchesse de *Narbonne*, une source, indiquée en présence de Mesdames de France & de toute leur Cour, a été trouvée.... Au Château du *Rainsy*, après les expériences préliminaires, dont le succès sur les écoulemens connus a été consigné dans le Journal de Paris (Juin 1782) on a fait sur une source inconnue une seule fouille qui n'a pas réussi. *Bléton*, ramené trois mois après sur le même point, descendu dans le puits, a déclaré que la source se trouvoit encore au-dessous de la profondeur qu'il avoit d'abord indiquée. Il a mesuré de combien étoit son erreur, mais sans en savoir la cause.

Parmi d'autres fouilles aussi annoncées, à différentes époques, dans le Journal de Paris, & constatées depuis, se trouvent celles de *Becheville* près de *Meulan;* une à *Montmorenci;* une au *Parc-Pierre;* une à *Ville-d'Avray* (à 50 pieds de profondeur, au-lieu de 30 qui avoient été annoncés) une à *Sarguemines;* une à *Sorneville;* deux à *St. Marcellin,* &c.

Dans le nombre des expériences nouvelles, d'après des fouilles actuellement finies, on compte trois sources trouvées dans les Terres de M. le Marquis *de Torcy,* en bas Poitou; deux sources dans la Terre de M. *d'Harvelay,* près *Lagny;* une dans le Parc de *la Ferté-Vidame,* appartenant à M. *de la Borde;* trois dans la Terre de *Basville,* pour M. le Président *de Lamoignon;* une pour M. le Duc *d'Uzès,* dans une Terre voisine; une pour M. le Comte *d'Adhemar,* à *Thun;* deux pour Mgr. l'Evêque *de Laon* à *Annify;* une pour la Ville de *Laon,* sous les yeux du Pere *Cotte,* avec des indications précises d'autres sources connues. A Saint-Gobin, d'après le rapport de M. *Deslandes,* deux sources trouvées, dont l'une à la profondeur indiquée, & l'autre à une profondeur double (ce qui est digne de remarque). Au Château de *Thury*, en Valois, une source trouvée & d'autres vérifiées. Même succès à la *Chapelle-Serva*, près de Chantilly, pour M. le Comte de *Franclieu*; à *la Selle*, près de Versailles, pour M. de *Chalandrey*, &c. &c.

Une fouille, aussi près de Versailles, dans le Parc *Toutain*, pour M. *l'Eschevin*, n'a pas réussi, quoique portée au-dessous de la profondeur indiquée. Même erreur a été observée, même défaut de succès constaté à *Carlepont*, pour Mgr. l'Evêque de *Noyon*; à l'Abbaye de *Prémontré*; à la Terre de *Moronvillers*, en Champagne; à celle de *Franqueville*, en Normandie; à celle de *Morfontaines*, dans le Soissonnois, & peut-être dans d'autres lieux non encore connus.

Outre ces opérations, dont les résultats positifs ont été confirmés par les fouilles, & dont quelqu'unes cependant sont restées douteuses ou fautives, quant à l'indication des profondeurs, il en existe d'autres également consignées dans le Journal de 1782. Ces dernieres n'ayant pas encore été vérifiées par les fouilles à l'époque de la rédaction de ce Journal (en Janvier 1783.) on en renvoye la connoissance au Journal de la présente année, qui paroîtra au commencement de 1784, & ainsi de suite pour les autres années. Mais ces opérations, quoiqu'incomplettes, n'en offrent pas moins, dès-à-présent, des faits certains qui deviendront plus intéressans par les fouilles auxquelles on travaille chaque jour. Dans la plupart des endroits où *Bleton* a opéré, on a dressé des procès-verbaux, qui sont joints à son Journal, & qui serviront de Pieces vérificatives & instructives pour les fouilles. Presque par-tout la vérité de ses indications, quant à l'existence des eaux courantes, a été constatée par la seule connoissance des lieux, par celle de l'origine & de l'aboutissant des sources, &c. sans que l'on ait eu besoin de recourir aux fouilles; mais ce dernier moyen devient indispensable pour connoître la justesse ou les erreurs de ces mêmes indications à l'égard des profondeurs.

C'est ainsi que sous ces différens rapports, la seconde classe des procédés simplement préliminaires & indicateurs de *Bléton*, est même devenue utile & suffisamment *probatoire*, dans un grand nombre d'autres lieux où on l'a mis à l'épreuve.

Dans la terre de *Betz*, appartenant à Madame la Princesse de *Monaco* : les procès-verbaux rédigés par M. le Comte de *Valentinois*, pourroient servir de modele en ce genre, sur-tout en y joignant le plan topographique, comme on l'a fait à *Versailles* & à la *Bauve*.

Dans la terre de *Limours*, appartenant à Madame la Comtesse de *Brionne* : les plan & abornement de 13 ou 14 ramifications d'eaux souterraines ont été faits avec exactitude; mais comme ces épreuves se sont suivies dans une saison très-pluvieuse, & comme d'ailleurs la constitution intérieure du sol de *Limours* se prête facilement à la formation accidentelle & passagere des sources vagues ou sauvages, on se propose, & c'est le vœu de *Bléton*, de vérifier ses opérations avant qu'on ne s'occupe, d'après ses indications, de la recherche des eaux précieuses qui existoient autrefois dans cette habitation célebre.

Dans la terre *d'Aumont*, près Paris: entre autres faits remarquables & vérifiés, on a vu *Bléton* suivre l'écoulement d'une source souterraine qui avoit été indiquée avant lui, & séparément, par deux personnes douées de la même faculté... Il en existe à Paris un assez grand nombre de l'un & l'autre sexe, qui sont dans le même cas, mais avec des nuances très-remarquables, quant à l'espece & à l'intensité d'impression que produit l'eau sur chaque individu. Dans la moitié des Provinces de France, en *Allemagne*, en *Italie*, &c. on seroit bien étonné de voir qu'il faille faire quelques efforts pour établir cette vérité vulgaire. Dans la plupart des Sociétés de Savans, on est encore bien plus étonné de voir des gens sensés soutenir de *telles erreurs*...

Dans le parc de *Beauregard*, près de Versailles : B*léton* a retrouvé, les yeux fermés, toutes les traces d'écoulemens d'eau qu'il avoit suivies deux mois auparavant, en présence de M. le Marquis de *Serent*, Gouverneur de Monseigneur le Duc *d'Angoulême* ; de M. le Chevalier de *Buffevent*, Sous-Gouverneur ; de M. l'Abbé *Marie*, Sous-Précepteur, &c.... Pareilles expériences ayant été faites sur le plateau de la forêt de *Marly* : B*léton*, suivant toujours la direction des sources qui partent de-là, est retombé dans la plaine du côté de Versailles, sur des marques anciennes faites à son insçu, d'après ses indications, & enfin sur les endroits où jaillissent ces sources.

Dans les terres *du Plessis* sur Auteuil, *Dufresnoy* en Combry, *d'Yvors* en Valois, mêmes épreuves ont été faites, mêmes résultats obtenus, sous les yeux de M. de *Thury*, Maître des Comptes. Il existe dans le plan des expériences commencées par ce Magistrat, des choses importantes à constater. Il seroit bien à desirer que *Bléton* rencontrât toujours dans ceux qui sont à porté de le suivre, autant de lumieres & d'impartialité !

Au château de *St. Thiery* : sous les yeux de Monseigneur l'Archevêque de *Reims*, de M. le Chevalier de *Taleyrand*, & d'autres témoins éclairés, *Bléton* a indiqué, dans un nombre d'écoulemens d'eau connus, & a suivi, sans se tromper d'un pas, un écoulement d'air humide souterrain, renfermé dans un ancien aqueduc à sec.... Ce résultat incontestable est analogue au fait observé l'année derniere dans l'église de Ste Genevieve. (Voy. Journ. de Par. 16 & 26 Juin); fait majeur qui sera toujours cité, non-seulement comme le succès de *Bléton* le plus éclatant & le moins équivoque ; mais encore comme l'exemple le plus frappant de l'analogie qui existe entre les foyers, les conducteurs électriques, terrestres & atmosphériques, les courans d'eau

& d'air naturellement électrisés, &c....
Les impressions produites par ces fluides,
circulans dans des cavités souterraines, sur
les individus éminemment électriques, qui
constituent *la race des Sourciers*, sont en
tout comparables aux impressions que
font éprouver, à beaucoup de gens, certains météores aqueux & aérés, moteurs
ou conducteurs de l'électricité atmosphérique.

Dans les terres de Madame la Comtesse
de Miremont, en *Picardie* : toutes les sources
connues ont été indiquées avec précision,
leur profondeur, leur volume, leur aboutissant, &c. Dans le rapport très-exact qui
a été dressé de ces expériences, suivies &
décrites avec la plus grande sagacité, Madame la Comtesse *de M....* ajoute : « En
» *Thierarche*, chez M. l'Abbé *de Vervain*,
» Bléton a retrouvé fontaines & réservoirs
» perdus, pour lesquels on a plaidé, parce
» que ces fontaines étoient indiquées sur
» de vieux titres, & que l'on accusoit une
» Abbaye voisine de les avoir détournés.
» Celles

» Celles qu'on vient de découvrir, telles
» précisément que *Bléton* les avoit an-
» noncées, donnent toute confiance pour
» celles qui restent à chercher.... ».

Parmi les opérations de *Bléton* qui sont restées indécises, ou sur lesquelles on n'a pas encore des renseignemens assez positifs, on peut rapporter ce qui s'est passé à *Risse*, à *Champlatreux*, à *S. Germain*, à *Margency*, à *Maupertuis*, à *S. Gratian*, à *Vitry* près de *Choisy*, à *la Breteche*, au *Désert*, à *S. Souplet* en Champagne, à l'Abbaye de *la Crête*, au Château de *Biel* en Bassigny, &c. &c.

Pour terminer ce Journal de 1782, on citera la derniere expérience que *Bléton* a faite le 27 Décembre sur le Pont Royal. Marchant au milieu de ce Pont, à pas lents, il en a indiqué toutes les piles & toutes les arches. Dans une voiture même, allant autour de la roue, sur les sept arches qui composent ce Pont, il a très-distinctement senti les trois du milieu (*f*). La même épreuve avoit été faite plusieurs fois dans le printemps précédent, avec le même succès, mais avec des différences très-notables dans l'intenſité des ſenſations & des mouvemens convulſifs ; différences qui viennent de ce que cet effet eſt produit par l'action réunie du courant d'eau & du courant d'air, & que ce dernier ſur-tout préſente de grandes variations. Sur les Ponts en bois, *Bléton* ne ſent rien, non plus que ſur les bateaux, ſi ce n'eſt un mal-aiſe univerſel, de la courbature, &c. Il ſeroit facile d'expliquer pourquoi dans ces deux cas l'action électrique, éparpillée & en partie interceptée, n'opere pas ſur les organes les mêmes impreſſions vives & promptes qu'il éprouve ſur les foyers, dont l'action eſt concentrée & directe ; mais ces explications trouveront place ailleurs.

Extrait du Journal des Expériences de Bléton, *en 1781.*

Nota. Dans les cinq ou ſix années qui ont précédé celle-ci, *Bléton*, moins connu, mais auſſi moins perſécuté qu'il ne l'a été depuis, a parcouru différentes Provinces du Royaume; le Dauphiné, le Lyonnois, le Forez, le Charolois, la Bourgogne, la Franche-Comté, la Lorraine, &c. Par-tout il a eu des succès qui sont consignés dans une relation ci-jointe, datée de *Guise* le 22 Juillet 1782, & rédigée par un Citoyen de *Saint-Quentin*, qui a vérifié par lui-même presque toutes les opérations de *Bléton*. Mais comme la plupart ont été déja citées dans le Mémoire *Physique & Médicinal*, &c. (1780) & dans le Journal Encyclopédique, 15 Septembre 1782, il seroit inutile de les rappeller ici. D'ailleurs si de tels faits, déja existans par milliers, laissent encore au rang des incrédules des milliers d'hommes auxquels on les a fait connoître, que peut-on faire de plus, & que doit-on conclure de-là ? Qu'il existe des vérités tellement choquantes pour le préjugé, pour l'amour-propre, pour la raison même, que le tems seul peut les rendre accessibles & usuelles parmi les hommes.

En 1781, *Bléton* a passé toute la belle saison, propre à ses opérations, dans la Principauté *de Pourrentruy*, par ordre du Prince & sous les yeux de ses Officiers. Les procès-verbaux dressés, scellés du sceau de sa Chancellerie, sont signés des Président, Vice-Président, Conseillers Intimes, & de la Chambre, &c.

Mettant à part ici toutes ces formalités, qui n'ajoutent rien à la vérité des faits physiques, voici entre autres pieces jointes aux procès-verbaux, copie d'une lettre écrite à M. *Schumacher*, Conseiller Secrétaire de la Chambre, par M. *Imer*, Conseiller Aulique & grand Bailli dans la Souveraineté d'*Erguel*, datée de *Courtelari*, le 12 Décembre 1781.

MONSIEUR,

J'ai bien du regret d'avoir tant tardé à répondre à la Lettre que vous m'avez fait l'honneur de m'adresser derniérement, au sujet des témoignages désirés par le sieur *Bléton*, notre Sourcier. Je m'acquitte enfin ici de ce qui est désiré de moi, & en conséquence ai l'honneur de vous marquer, avec la plus scrupuleuse vérité, qu'au moment où la renommée du sieur *Bléton* s'est répandue dans nos quartiers, nous avons vivement désiré de le posséder en ces lieux : nous avons enfin eu cette satisfaction en Septembre & Octobre derniers, qu'il a parcouru quelques-uns de nos cantons, en indiquant des sources çà & là.

1°. D'abord il est vrai de dire que sur l'indication du sieur *Bléton*, l'on a creusé au village de *S. Imier*, à douze pieds de profondeur, dans un terrein en pente & sans apparence d'eau, & à dite profondeur, l'eau y a jailli de terre précisément sous le point d'indication du sieur *Bléton*. Le puits contient sept pieds d'eau..... Cette découverte est du 4 Octobre dernier.

2°. Sur autres indications du sieur *Bléton*, & sous le point même d'indication, un Teinturier & un Meûnier de *S. Imier* ont fait creuser sur le pâturage de l'Envers, dans un endroit à quatre pieds de profondeur, & ont trouvé une belle source qui coule bien: un peu au-dessous, & après avoir creusé environ neuf pieds, trouvé une autre source plus abondante que la premiere; elle sort de terre en bouillonnant, & les deux sources ensemble fournissent d'eau comme la grosseur du bras; moyennant creuser plus profond, comme on se le propose, l'on espère encore plus d'eau.

3°. A *Renen*, trouvé un petit & foible filet d'eau dans le clos du sieur *Justicier Gagnebin*; mais arrivé à vingt-sept pieds de profondeur, l'on a discontinué l'ouvrage & recomblé le puits, le niveau ne tournant plus à compte au possesseur du fonds; mais assuré par le sieur *Bléton*, que si l'on avoit fouillé davantage, l'on se seroit assuré de l'existence d'une véritable source.

Ledit sieur *Gagnebin*, qui ne suspecte point le sieur *Bléton* n'est pas rebuté; il fait actuellement creuser & miner, d'après son indication, sur un sien bien-fonds aux *Convers*, mais on ne peut seoir de jugement d'après le travail actuel.

4°. A *Trameland*, derriere le Presbytere, après avoir creusé sur l'indication du sieur *Bléton*, environ dix-huit pieds de profondeur, l'on n'a rien trouvé; mais la Paroisse & le Ministre, sans se rebuter, ont continué la fouille, & à vingt-trois pieds, l'eau a filtré & fait dénicher les ouvriers. Envain a-t-on fait usage de la pompe pour vouloir tarir, afin de pouvoir continuer l'ouvrage, l'eau s'est toujours maintenue à une certaine hauteur dans le puits ou fosse, tellement que pour suivre à l'ouvrage, l'on a résolu de miner & saigner à la suite du nivellement déjà pris, du terrain qui est assez penchant.

5°. A *Corgemont*, après avoir creusé plus profond que l'avoit indiqué le sieur *Bléton*, les eaux se sont montrées filtrant d'un roc sabloneux, & à mesure que l'ouvrage a été continué, les filets d'eau se sont développés en plus grande quantité & abondance, au point que le quartier du vent du village qui y fait exploiter, a dû (opération en tems sec) en reprenant l'ouvrage du matin, a dû, dis-je, débuter par sortir de la fosse 180 baquets ou sceaux d'eau ramassée durant la nuit précédente : sur ce, sont survenues les pluies, qui ont fait interrompre l'ouvrage, lequel sera repris cet hiver ou printems prochain, la Compagnie se proposant de l'enfoncer encore davantage en terre, autant que le nivellement le lui permettra.

Ce ne sera proprement que dans une année, que bien des lauriers seront découverts, comme justement mérités & acquis au sieur *Bléton*. Voilà, Monsieur, sur-tout quoi vous pouvez seoir votre témoignage en toute confiance, pour ce qui concerne mon département, jusqu'à date.

Mille belles choses de ma part, s'il vous plaît, à notredit sieur *Bléton*. J'ai l'honneur d'être, &c.

Dans un grand nombre d'autres expériences & de faits consignés dans les pieces jointes à cette lettre, on se contentera d'en citer deux des plus remarquables, suivis & attestés par les Conseillers de la Chambre des Finances & autres témoins compétens.

1°. Le 21 Juin, *Bléton* a annoncé, près de *Bresaucour*, sur la Côte-Chetai, dans le Ban de *Pourrentruy*, une source qu'il a déclaré être chaude & minérale, dont il a marqué le foyer, l'écoulement & la profondeur. Il l'a jugée telle par le rapport des impressions qu'il a ressenties dans ce moment, avec celles qu'il avoit éprouvées autrefois sur les eaux chaudes *d'Aix en Savoie*, de la *Mothe en Dauphiné*, de *Bourbonne en Champagne*, &c. Sa déposition, quoique non encore constatée par la fouille, au moment où le procès-verbal a été dreſſé, a pourtant été vérifiée d'après des indices aſſez certains, & par le témoignage des gens du pays, qui ont aſſuré que ſur le terrain indiqué par *Bléton*, pour être le foyer d'une ſource chaude à environ 45 pieds de profondeur, on ſentoit conſtamment, en hyver, une vapeur chaude, capable d'échauffer les Bûcherons, Bergers & autres, qui s'y rendent exprès pour cela; mais qu'en été cette chaleur eſt abſolument inſenſible; que ſur cette place la neige ne pouvoit jamais ſe ſoutenir, & que la glace que l'on y apportoit fondoit très-promptement : enfin que des barres de fer enfoncées dans ce terrain, en avoient été retirées, au bout de huit jours, enduites de ſoufre.

2°. Le 22 Juin 1781, dans une prairie qui borde le *Creugenat*, aux environs de *Pourrentruy*, *Bléton* a déclaré, ſur les impreſſions convulſives les plus fortes qu'il eut éprouvées de ſa vie, que ſous ſes pieds couloit une riviere ſouterraine. Il en a ſuivi le cours & indiqué la profondeur, différente, dans les différens endroits depuis 27 jusqu'à 81 pieds : ce qui a été vérifié par la sonde dans une combe où l'on a trouvé que cette riviere se précipite sous des bancs de rochers, à travers des dépôts de sable & de cailloux roulés, jugés tels par les Magistrats, Médecins, Naturalistes & autres, là présens.

Quelques temps après, on a répété les mêmes expériences, encore avec plus d'attention, en présence du Prince de *Pourrentruy* & de ses principaux Officiers, dénommés au procès-verbal. On a retrouvé sur les mêmes points les mêmes résultats que dans la déclaration antérieure ; avec cette seule différence que les grandes pluies survenues dans l'intervalle, avoient grossi ladite riviere, & que dans certains endroits, par exemple, où elle n'avoit que 15 pieds de large auparavant, *Bléton* l'a indiquée de 25 pieds & demi.

A la fin du procès-verbal, signé *Schumacher*, il est dit : « que le temps n'a pas permis

» de remonter jusqu'à la source de la riviere
» du *Creugenat*, & qu'ainsi le sieur *Bléton*
» n'a pu fournir aucune indication là-des-
» sus »...... Il auroit été sans doute très-
intéressant de faire cette recherche; mais
on trouvera bien d'autres pays dans lesquels
on pourra découvrir de semblables rivieres
souterraines. La connoissance de ces grands
amas d'eau intérieurs, de leur origine, de
leur division, &c. jettera un grand jour sur la
physique & l'histoire naturelle des *fontaines*. Cela pourroit bien fournir un utile
commentaire au systême de *la nappe d'eau
souterraine universelle*.

Dans une autre relation adressée au Con-
seil de la Chambre de son Altesse par M.
le Baron de *Kempff*, Conseiller Aulique
& grand Bailli dans les ville & prévôté de
S. *Ursanne* & dans la Franche-Montagne,
datée de *Saignelegier*, le 30 Décembre
1781, on lit : « que dans différens Bailliages
» & Seigneuries de cette principauté, le
» sieur *Bléton* a indiqué un grand nombre
» de sources, dont les unes ont été trou-

« vées, suivant ses indications, mais que
« sur d'autres il s'est trompé...... qu'il
« a aussi indiqué des mines de houille
« dont la fouille à la profondeur annoncée
« a fait déja découvrir quelques veines
« que l'on se propose de continuer par la
« suite ».

Nota. Il existe ailleurs des succès encore plus décisifs des opérations de *Bléton* sur les mines de charbon de terre, ainsi que sur les mines métalliques. Ces succès feront sans doute ouvrir, sinon les oreilles aux incrédules, du moins les yeux aux Entrepreneurs de mines, aux Métallurgistes, aux Naturalistes, & en général à tous ceux qui croient que cette branche de la Physique souterraine n'est pas renfermée dans les collections des cabinets, ni dans les leçons des Professeurs. On doit faire des vœux pour que les Etats politiques, qui ne font pas grand cas des petites guerres intestines des Savans, ni de leur opposition aux nouvelles découvertes, s'occupent sérieusement à tirer parti de celle-ci. Ne parviendra-t-on pas, en multipliant les recherches sur ce point, à créer une sorte de Géographie, relativement aux courrans d'eau & à certains minéraux que la terre renferme? Combien ces connoissances ne deviendroient-elles pas précieuses pour l'agriculture, les usines, les canaux navigables, &c.? Ne seroit-il pas même possible d'en acquérir sur l'origine, la formation & les révolutions des volcans? On cherchera à remplir ces différentes vues, dans les nouvelles courses que l'on se propose d'entreprendre avec B!*éton*, pendant les années suivantes.

Fin du quatrieme Extrait.

SECONDE PARTIE.

Nouveaux Réfultats des Expériences de BLÉTON *en 1783.... Annonce & Précis de ces Expériences, beaucoup plus étonnantes & plus lumineufes que celles des trois années précédentes.*

§. I. La loi Phyfique, d'Electricité fouterraine, qui établit une fphére & des rapports d'action vraiment électrique fur le corps de certains individus, éminemment électrifables, eft la même dans tous les cas, que cette action foit exercée par des courans d'eau froide ou chaude, ou par des courans d'air humide; par des mines de charbon de terre, ou par des mines métalliques, par le foufre, &c. Mais il y a des différences dans les impreffions phyfiques & organiques que produit cette action toujours électrique, felon qu'elle provient des différens corps fossiles, plus ou moins conducteurs d'émanations électriques. Il y a aussi des procédés artificiels qui concourent à faire distinguer les divers foyers ou les conducteurs d'électricité minérale, & dans ces procédés l'emploi des baguettes électrométriques est singulierement digne de l'attention des Physiciens qui voudront y substituer un instrument plus parfait..... Un seul mot auroit suffi pour arrêter tout ce que la critique, depuis trois ans, a fait proférer de futile & d'inconsidéré sur ces sortes d'électrometres naturels. Leur mobilité physique spontanée & la cause électrique de cette mobilité, sont démontrées par des épreuves incontestables.

§. II. La force des courans électriques souterrains est telle; elle est tellement constatée par des faits, tellement conforme d'ailleurs aux grands principes de la Physique, qu'on ne peut la révoquer en doute. Si on la compare à celle des courans électriques de l'atmosphere, dont tout le monde reconnoît l'exiftence, dont une infinité de gens reffentent les effets, on ne doutera pas non plus qu'il exifte un grand nombre d'individus, dont la conftitution organique, très-analogue à celle des précédens, les rend plus ou moins fufceptibles des impreffions de l'électricité fouterraine ; & c'eft ce que l'obfervation démontrera. Quant à la différence de ces impreffions, elle tient non-feulement à la diverfité des corps qui agiffent, foit du fein de l'air, foit du fein de la terre, mais encore à celle des corps qui reçoivent cette action, électrique de part & d'autre. Ainfi les différens météores atmofphériques font éprouver à beaucoup d'hommes & à certains animaux, des effets très-différens. Ainfi les baffins & les courans fouterrains des eaux froides, font diftingués, par l'efpece de leur action électrique, de ceux des eaux chaudes : les uns & les autres le font des dépôts de charbon de terre : ceux-ci des filons des mines de fer, & ces derniers de toutes les autres mines, ainsi que du soufre. Des épreuves faites en petit dans des fosses artificielles, pour constater ces distinctions dans la maniere d'agir des différens corps, ont confirmé les résultats pris en grand sur les mêmes corps enfouis dans les entrailles de la terre. Ces résultats, au-dessus de toute objection, mais non pas exempts de toute exception, ni de vicissitudes de la part des causes qui les produisent, feront connoître aux hommes sans préjugés, combien l'exercice d'un sens de plus dans l'espece humaine, sur-tout lorsqu'il est aidé des lumieres de la Physique, peut faire découvrir de choses nouvelles en Histoire Naturelle ; combien, par ce moyen perfectionné, la Géographie souterraine peut faire de progrès ; combien les Arts qui en ressortissent, peuvent en tirer d'avantages, &c.

§. III. Les sources froides ordinaires font des impressions proportionnées à leur volume, au degré de vîtesse de leurs cours,

&

& relatives à la nature des voies de leur écoulement. Leur stagnation détruit toute espece d'action électrique, au moins sensible. Leur profondeur est indiquée par des procédés de Géométrie naturelle, fondés sur le mouvement & la divergence des rayons électriques ; mais il existe des causes secondes qui font varier quelquefois ces indications, & donnent lieu à des erreurs apparentes, qui ne sont réellement que des exceptions à la regle générale ; exceptions qui tiennent à la différence des milieux, des positions, & nullement à l'inconstance ni à l'incertitude des facultés organiques, sensitives, convulsives ou autres. La connoissance de la formation des sources & de leur marche à travers des couches différentes, apprendra à éviter ces erreurs. Cette formation s'opere de diverses manieres que l'on n'a jamais bien définies. En général toutes les sources qui ne dérivent pas immédiatement des grands amas d'eau superficiels, des lacs, des étangs, des rivieres, prennent naissance dans des

H

especes de puisards naturels, souterrains, quelquefois répétés dans le trajet des mêmes sources, & placés de distance en distance, comme des regards, dans lesquels les eaux s'élevent au-dessus du niveau de leurs écoulemens. De ces magasins intérieurs, dispersés çà & là, à des distances & des profondeurs très-inégales, toujours alimentés par les filtrations, par les égouts des divers continens plus ou moins étendus & inclinés, partent des rameaux qui se divisent & se subdivisent dans leur cours ; qui passant à travers des bancs de roches, d'argille, de sable, vont au loin, suivant les pentes, former des fontaines à l'extérieur, ou se perdre dans les masses de terre, y produire des marais, des fondrieres, &c. Il se trouve aussi des vraies rivieres souterraines & des especes de lacs, qui donnent origine à un grand nombre de fontaines, souvent très-éloignées de leur foyer. Mais toutes ces ressources naturelles pour la production des courans d'eaux souterraines, n'empêchent pas qu'il n'y ait, & dans les montagnes, & dans les côteaux, & dans les plaines, de très-grands espaces absolument dépourvus de courans. Enfin leur distribution inégale, leur existence à des profondeurs différentes, dans les mêmes continens, leur distinction très-réelle d'avec toute espèce d'eau intérieure non courante, quoique souvent placés dans les mêmes espaces de terre ; tout cela, dis-je, est plus facile à prouver que l'existence de la nappe d'eau souterraine universelle, sur laquelle on a voulu fonder des objections chimériques contre le phénomène & contre l'utilité des *Sourciers* ; objections d'autant plus nulles, qu'on n'a cessé de répéter que l'exercice de ces derniers n'a réellement lieu que sur les courans d'eau intérieurs, & non sur les eaux stagnantes, en masse, en nappe, en puits, en marais, &c.

§. IV. Toutes les sources chaudes du Royaume qui ont été suivies depuis les lieux où elles sourdent, jusqu'à ceux où elles se forment, à des distances de deux, de dix & quelquefois de quinze lieues, ont constamment conduit à des dépôts de charbon de terre. C'est toujours là qu'elles s'amassent & s'échauffent, dans des bassins plus ou moins profonds, plus ou moins étendus, toujours environnés ou recouverts de charbon de terre. Les uns sont alimentés d'eau froide par des torrens extérieurs, visibles, qui se précipitent tout-à-coup dans les entrailles de la terre, ou bien par des étangs qui laissent insensiblement filtrer leur eau à travers les couches de leur bassin ; les autres, par des marais très-profonds, très-vastes, très-mouvans, qui n'ont aucun écoulement marqué, ou bien par des sources vives d'eaux ordinaires, qui, versant de toute part dans ces immenses réservoirs d'eau chaude, en perpétuent la durée. Parmi les substances salines, sulphureuses, métalliques, bitumineuses, qui minéralisent ces eaux, les unes sont fournies par les foyers même qui les échauffent, les autres par les couches de terres à travers lesquelles elles s'écoulent ; d'autres enfin sont formées de toutes pieces par les émanations même des foyers d'échauffement & des voies d'écoulement de ces sources.

§. V. On trouvera dans ce qui va suivre, & déja l'Administration a entre les mains, les indications très-précises, les descriptions très-constanciées de tout cela. Non-seulement on connoîtra les véritables foyers, l'origine & les trajets des sources chaudes du Royaume ; mais, ce qui est infiniment plus intéressant pour l'Etat, on pourra découvrir l'étendue de tous les dépôts de charbon de terre, auxquels la poursuite de ces sources m'a fait toujours aboutir.... En attendant que ces foyers soient ouverts sur les points que j'indique, pour en constater l'existence & la nature, on jugera mes conjectures sur le mécanisme de leur échauffement perenne. D'une part, les émanations d'air inflammable, dont les dépôts de charbons de terre sont les magasins naturels (comme les dépôts calcaires sont les magafins de l'air fixe) ; d'autre part, les écoulemens de fluide électrique, dont ces mêmes traînées de charbon font de puiſſans conducteurs ſous terre, paroiſſent être les principaux élémens de cet échauffement. Il n'y a pas beſoin pour cela de l'embrâſement de la ſubſtance même du charbon de terre ; & c'eſt en cela que ces eſpeces de volcans muets, ſeulement alimentés, entretenus par des courans de matieres ſubtiles, aérées & ignées, différent des véritables volcans en état d'ignition & de fuſion périodique ou conſtante. Ceux-ci ſans doute ont commencé comme les autres, & ont paſſé par cet état de ſimple flamme ſourde & fugitive, comparable, quant à ſes matériaux, à celle de certains éclairs atmoſphériques, des feux folets, &c. Tout porte à croire que la formation de ces météores eſt due à la préſence de l'air inflammable, dans le temps & dans les lieux où ſurabonde le fluide électrique.

§. VI. L'exiſtence des écoulemens d'air

inflammable fournis par les masses de charbon de terre, est clairement prouvée par les exemples de sources chaudes & froides, qui prenant naissance au milieu de ce charbon fossile, charient & exhalent des quantités énormes d'air inflammable ou d'une autre espece d'air résultant des altérations de ce dernier. D'un autre côté l'existence des courans de fluide électrique, dirigés par ces mêmes filons de houille, est également indiquée, non-seulement par le fait incontestable des impressions que font éprouver à certains individus ces puissans conducteurs de l'électricité minérale; mais encore par cet autre fait plus imposant & véritablement lumineux pour la physique souterraine : c'est que les filons de charbon de terre sont des foyers générateurs & des moyens de propagation des orages de l'intérieur du globe. On citera pour exemple que les traces qu'a parcourues dans une partie des montagnes de Vosges, le tremblement de terre du 6 Juillet dernier, sont absolument celles qu'occupent les filons de charbon de terre qui échauffent, à des distances de plusieurs lieues, les eaux de Luxeuil, de Plombières & de Bains. On citera d'autres exemples qui prouveront que les filons des métaux, que les grands bassins & les grands courans d'eau sont, dans les entrailles de la terre, comme à sa surface, les réceptacles & les conducteurs du fluide électrique, les moyens de porter au loin, en se communiquant, comme par une espece de chaîne, les commotions électriques du globe. On distinguera ces commotions soudaines, ces véritables orages souterrains, provenant des fortes décharges, des grandes explosions de l'électricité terrestre, d'avec les secousses violentes, que produisent les éruptions des volcans allumés; quoique ces derniers ayent manifestement les mêmes moyens de se produire & de s'étendre. On contemplera ces redoutables phénomènes de la Nature, & l'homme de génie, pénétré de la haute émulation que donne la marche étonnante des Sciences naturelles, ira non-seulement jusqu'à vouloir maîtriser la foudre souterraine, comme on a fait pour la foudre atmosphérique ; il osera peut-être encore chercher les moyens de prévenir ou de fixer les grands incendies de la terre, de faire, pour ainsi dire, la part des volcans & celles des Etats. Mais l'homme sage se contentera d'étudier, d'après les données & par les moyens ci-dessus, le mécanisme de tous ces phénomenes souterrains, & il résultera de cette étude, spécialement relative à la génération & à la combinaison des *gas* fossiles, des connoissances plus complettes que celles que j'annonce ici.

§. VII. De ce vaste champ d'observations dans le sein de la terre, pour en suivre les météores & les révolutions, si on s'éleve dans les hautes régions de l'atmosphere (& ceci sera peut-être du ressort des Globes aérostatiques perfectionnés) on y trouvera de grandes comparaisons à faire entre les orages, les incendies & les courans d'eau terrestres & atmosphériques. On découvrira peut-être que dans certains orages très-enflammés, battus par des courans opposés, environnés, pénétrés d'air inflammable & de matiere électrique, les masses, les courans d'eau sont échauffés comme dans les entrailles de la terre, & que de l'echauffement passager de ces sortes de nuées orageuses, résulte l'état le plus voisin de la congellation qui forme la grêle. On verra peut-être aussi que les courans des grandes rivieres sont marqués, comme courans électriques, dans des couches très-élevées de l'atmosphere, & on sera en droit de présumer qu'au-dessus de ces courans, les individus sensibles aux impressions de cette électricité, comme tant d'autres à celles des courans d'eau atmosphériques, seroient absolument dans la même position physique, dans la même sphere d'action électrique, que les individus sourciers placés sur les courans d'eau intérieurs. La différence des milieux, de la terre ou de l'air, relativement à la propagation de cette action électrique, paroît ne devoir rien changer à cela. On en a d'ailleurs une autre preuve dans les expériences qui constatent que les grands courans souterrains d'air humide, que l'eau réduite en vapeur, circulant sous des voûtes, dans des canaux, font des impressions électriques analogues à celles des courans d'eau en masse, sous terre, sous les ponts en pierre, &c.... Aux expériences de ce genre faites à Trianon, à Sainte Genevieve, à S. Thiéry, &c., déja citées, comme preuves irréfragables de ce fait, dans les Journaux de 1781 & 1782, j'en ajouterai de très-récentes que je viens de faire à Bourbon-l'Archambaut. Ces analogies frappantes, plus qu'entrevues dans mon premier Mémoire en 1780, appuyées, éclairées depuis par des expériences plus frappantes encore, n'ont pas empêché, comme on a vu, la publicité des bévues contradictoires.

§. VIII. Il me reste enfin à annoncer un dernier phénomène aussi nouveau &

plus intéressant encore que les autres, appartenant comme eux à la Physique & à la Météorologie du Globe, & découvert par le même moyen. On a vu que les filons métalliques enfouis sous terre, ont, comme les eaux courantes & les dépôts de charbon, une sphère d'action électrique déterminée. On verra que sur les seuls filons de mines de fer, les baguettes électrométriques ont un mouvement de rotation diamétralement opposé à celui qu'elles ont sur toutes les autres mines. La même chose a lieu à l'égard du fer & des autres métaux extraits de leurs mines & déposés sous la terre. Mais ce qu'il y a de plus remarquable dans cette action distinctive, c'est qu'elle a une détermination constante, propagée du levant au couchant sur tous les métaux excepté le fer, comme sur ce dernier aimanté, on en reconnoît une du midi au nord. L'action des métaux rouges est beaucoup plus marquée que celle des métaux blancs; elle est plus foible, mais elle existe réellement dans le soufre... On lira dans la suite de cette seconde Partie, la relation fidelle des procédés qui ont fourni ces résultats invariables. Ils suggéreront l'idée de composer une boussole nouvelle, qu'il faudra peut-être appeler *Boussole électrique*, non moins intéressante pour la Physique, non moins utile peut-être à la navigation, que la boussole magnétique. La tendance naturelle & spontanée vers le couchant, des émanations métalliques, celles de l'or, par exemple, étant bien constatée, il ne s'agira plus que de rendre sensibles & de fixer ces émanations par un instrument quelconque, & cet instrument une fois trouvé, conduira sans doute à la composition de celui qu'il faudroit substituer à l'emploi des baguettes électrométriques. Si par une suite de ces recherches on parvient à constater qu'il existe dans la nature deux grands courans de matières subtiles essentiellement différentes, ou que ces matières ayant entr'elles de grandes analogies, ont dans notre syftême planétaire deux déterminations diverses, se croisant à angle droit, du midi au nord, & du levant au couchant : ou bien si on reconnoît qu'une seule & même matière première, n'ayant qu'une seule détermination générale, prend dans le sein de l'atmosphère & dans les entrailles de la terre, des déterminations particulières, suivant les foyers & les conducteurs qu'elle y rencontre ; que d'un autre côté elle y contracte des combinaisons diverses, suivant les corps auxquels elle s'attache, &c. Ce sera sans contredit un des plus grands pas que l'homme puisse faire dans l'étude de la Physique universelle.

§. IX. Ne pouvant ici qu'ouvrir les voies à ces hautes recherches, & voulant m'en tenir à l'objet principal de celles dont je suis chargé, relativement aux eaux minérales du Royaume ; je donnerai des résultats & des apperçus nouveaux sur cet objet. On verra que ce qui caractérise

Physique & Médicinal. 127

& différencie la minéralité des eaux, consiste particulierement dans les principes volatils dont elles sont imprégnées, dans l'espèce des airs dont elles sont saturées. Il faudra comprendre parmi ces principes, ce qui constitue leur châleur & leur froideur naturelles ; qualités bien différentes de celles qu'on peut leur donner artificiellement. Il faudra aussi ne pas méconnoître leur imprégnation de fluide électrique, différente suivant que les foyers de la formation de ces sources, suivant que leurs voies d'écoulemens sont de nature & dans des positions propres à fournir plus ou moins abondamment les émanations de ce genre ; émanations que la Physique saura démontrer un jour. On verra naître de la combinaison de ces matières subtiles, en dévoilant leurs matrices premières, les substances plus composées que la Chimie sait extraire des différentes eaux. On trouvera, par exemple, que les eaux de *Bourbon-Lancy*, dont le foyer se trouve au milieu des tas énormes de charbon de terre, à *Montcénis*, ne donnent à leur jet que de l'air inflammable; tandis que celles de *Vichy*, qui viennent des charbons de terre du *Forez*, fournissent une prodigieuse quantité d'air fixe; au point que ces eaux, les plus intéressantes peut-être du Royaume, doivent être regardées, indépendamment des autres principes de leur minéralité, comme les plus gazeuses des chaudes, & comme les plus chaudes des gazeuses. Les eaux de Plombières, de Bains, de Luxeuil, qui toutes ont leur bassin dans des charbons de terre de la Vosge, contiennent une autre espèce d'air que je ferai connoître. Je prouverai, au surplus, que toutes les sources chaudes du Royaume, conservent leur chaleur en raison de leur masse, & non pas en raison des distances du foyer de leur échauffement.

§. X. Je donnerai des exemples de sources froides, issues des charbons de terre, les unes ne donnant que du *gas* inflammable,

mable, & les autres du *gas* fulphureux-hépatique. Ce fera un problême de Chimie, intéreſſant à réſoudre, de ſavoir pourquoi ces ſources reſtent froides, quoique placées, en apparence, comme les ſources chaudes. On connoîtra l'exemple d'une ſource froide aigrelette, provenant d'une ſource chaude gazeuſe-hépatique. Enfin, parmi les ſources froides, j'en rappellerai une autre encore, dont la minéralité me paroît digne d'attention, & préſente un fait abſolument nouveau.

La ſource de *Contrexeville* en Lorraine, prend naiſſance dans une colline aſſez profonde qui termine la chaîne des montagnes de Voſges. Elle paſſe entre le haut de *Salin* & le haut de *Suzanne*, que l'on regarde comme les points les plus élevés du pays. Elle eſt accompagnée dans tout ſon trajet, qui eſt de plus de deux lieues, d'un filon énorme de mine de fer en roche, dirigé du midi au nord, & indiqué, comme la ſource, à la profondeur de 180 à 190 pieds. On apprendra ce que

I

peut produire un conducteur de cette nature pour la minéralité des eaux, relativement à leurs principes volatils, & pour la combinaison de quelques-uns de leurs principes fixes; (Voy. l'analyse de 1774, chez *Didot*:) mais on saura dès-à-présent que sur le bassin où jaillit cette source, il a été disposé depuis trois ans un appareil électrique particulier, dans la vue de conserver l'intégrité de ces eaux minérales, quant à leur constitution électrique. Cet appareil est analogue à celui qu'a imaginé depuis peu M. l'Abbé *Bertholon*, pour électriser les végétaux. L'Ouvrage que ce savant Physicien vient de publier sur l'électricité végétale, est bien fait pour éclairer & confirmer mes résultats sur l'électricité minérale..... Au surplus, si malgré la masse imposante des faits nouveaux que j'ai recueillis, la censure trouvoit encore à s'exercer contre ce que j'écris ici, comme elle l'a fait contre mon premier Mémoire sur cette même matière, je dirois aujourd'hui ce que j'aurois pu

Physique & Médicinal. 131

dire alors, & ce sera toujours mon unique réponse: en Physique on a le droit de tout écrire, quand on a le moyen de tout prouver.

La meilleure maniere de prouver en Physique, est sans contredit de mettre chacun à portée de voir ce qu'on a vu, de vérifier ce qu'on a avancé: c'est ce que j'ai fait & ce que je n'ai cessé de faire depuis quatre ans, soit envers les Particuliers, soit auprès des Corps Savans, des Corps Municipaux, de Magistrature &c. Mais pour que cette marche, qui n'a pas été toujours agréée, prenne enfin tout le crédit, pour qu'elle acquiere toute l'authenticité dont elle est susceptible, j'ai dû mettre aussi le Ministere dans le cas de la juger, en lui rendant compte de mes opérations.

Extrait des voyages & recherches sur les Eaux minérales & sur les Minéraux, pour l'année 1783 (présenté aux Ministres).

Chargé par le Roi d'un nouveau travail analytique sur les Eaux minérales & médicinales de son Royaume, je dois rendre compte chaque année des progrès de ce travail, afin que l'on puisse apprécier à mesure les degrés de son utilité. Pour m'acquitter de ce devoir, & répondre à la confiance dont on m'a honoré, je vais mettre sous les yeux du Ministre les résultats de mes opérations de cette année (11).

Lorsque je publiai en 1780 les premiers résultats de mes expériences avec *Bléton* sur les sources d'eaux ordinaires, j'annonçai le

---

(11) Les détails sur les sources minérales sont supprimés ici, & renvoyés à l'Ouvrage général, qui ne peut paroître que dans quelques années.

projet de les continuer avec lui sur les eaux minérales, étant déja désigné alors pour le travail dont il est ici question. Mon but étoit de rechercher par ce moyen les véritables foyers de l'échauffement & de la minéralité de toutes les sources médicinales du Royaume, bien persuadé que de ces recherches résulteroit le complément des connoissances que ne donne qu'en partie sur les principes & les vertus des eaux minérales, leur analyse chymique.

Les années 1781 & 1782 ont encore été employées de la part de *Bléton* à la découverte des sources souterraines communes, dans la plupart des provinces de France, nommément dans les environs de *Paris*, à *Versailles*, &c. Les procès-verbaux qui constatent ses opérations & ses succès, ont été rendus publics, & dans le grand nombre des témoins irrécusables qui les ont signés, on trouve les Savans les plus distingués de la Nation, & des hommes de tous les rangs, des Ministres, des Ambassadeurs, des Intendans, des Magistrats, &c. Enfin les

Second Mémoire

Journaux des expériences de *Bléton* pour les années 1780, 81, 82, on été imprimés à mesure, & rien de ce qui y est avancé, n'a pu être contredit.

Ce n'a été que dans le cours de cette année 1783, que j'ai pu employer *Bléton* à des recherches plus importantes, plus particulierement relatives au but de l'administration : les eaux minérales & les minéraux qui les constituent telles, ont été l'objet principal de mes voyages. On peut voir quels en ont été les résultats généraux par le Supplément numéro 4, du Journal de Paris. (C'est celui que l'on vient de lire). Quoiqu'il ne contienne que le sommaire de mes expériences & des découvertes qui en ont été la suite, on connoîtra cependant de quelle importance elles peuvent être.

Mais pour donner au Ministre une notion plus particuliere de mes opérations, qu'il me soit permis d'entrer dans quelques détails, en apportant pour exemple, ce qui concerne les eaux thermales de *Bourbon-Lancy*. Ce sont les premieres qui m'ont fait aboutir à des immenses dépôts de charbon de terre auxquels elles doivent leur chaleur & leur minéralité. Cette épreuve m'a servi de regle pour les autres sources du Royaume, & m'a fait faire ailleurs les mêmes découvertes de charbon de terre; découvertes infiniment précieuses à l'Etat, vu la pénurie imminente des bois, & en même temps très-intéressantes pour l'Histoire Naturelle & Physique, par la lumiere que cela répand sur toute cette science.

Après avoir fait à *Bourbon-Lancy* toutes les opérations analytiques que j'avois à faire sur les sources minérales; après avoir bien constaté que ces sources, au nombre de sept, ne different entre elles que par leur degrés de chaleur, depuis 21 jusqu'à 47, en raison de leur volume, & qu'en effet, elles dérivent toutes du même courant d'eau chaude; que leurs divisions & sou-divisions, à la profondeur de 60 à 70 pieds, ne se font qu'à quelques toises de leur jet, la plupart dans l'intérieur de la cour même des fontaines, à la chûte & à travers les fentes du rocher dans lequel cette cour a été taillée ; enfin après avoir rendu les Médecins, très-recommandables de ce lieu, témoins de mes expériences, de celles qui pouvoient les éclairer sur la propriété singuliere & invariable que possede *Bléton*, de suivre les courans d'eaux souterraines, de distinguer même les froides d'avec les chaudes, d'en mesurer les masses & les profondeurs respectives, &c ; après avoir, dis-je, rempli ces divers objets, je me mis en marche pour remonter la source unique de *Bourbon-Lancy* jusqu'à son origine, jusqu'au foyer de sa formation & de son échauffement.

Cette marche, à mon grand étonnement, m'a conduit jusqu'à *Montcenis*, au sud-est, dans les hautes montagnes de la Bourgogne. Le bassin de la source de *Bourbon-Lancy* se trouve là, dans le centre & dans le sein même d'un monticule oblong, rempli de charbon de terre, & dominé de trois côtés par un grouppe de montagnes, dont la majeure partie est également pleine du même minéral. C'est de ces montagnes que découlent, en s'approfondissant, toutes les sources froides qui vont alimenter le bassin d'eau chaude dans l'intérieur du monticule ci-dessus, servant de plateau à la vallée dite *de la Charbonniere*. De-là, par un seul écoulement, part cette source chaude pour aller, franchissant montagnes, vallons & rivieres, jaillir à environ 15 lieues. Dans tout ce trajet, elle est toujours accompagnée de charbon de terre, excepté les trois derniers quarts de lieue qu'elle parcourt seule. Voici les principaux endroits par lesquels j'ai marqué sa marche. Elle est dirigée constamment vers le nord-ouest.

Après avoir traversé la premiere chaîne de montagnes, passant sous la plus élevée d'entre elles, appellée *les hauts de Baudot*, la source vient couper la route de *Montcenis* à *Toulon*, à 200 pas environ & au-dessous du village *de la Coudrai*. Trois lieues plus loin, elle coupe également la route de *Toulon* à *Digoin*, en deçà de

Geugnon, à l'endroit où prend le chemin de traverse, qui conduit à *Perrecy*. Un peu plus loin elle passe sous la riviere d'*Arroux* entre les deux écluses ou chaussées qui versent les eaux de cette riviere dans le canal des forges de *Geugnon*. Elle passe aussi sous ce canal, & laisse à gauche, à la distance de 150 à 200 toises, les forges & le bourg de *Geugnon*, coupant le chemin de *Vandenesse*. Delà elle entre sous une autre chaîne de montagnes, laissant à gauche le château du *Breuil*, le domaine de *Chaume*, traversant les bois du Prieuré de *Perrecy*, de *Vesvres*, de *Beauchamps*; tombe dans le bassin de *Morillon*, en y faisant un petit coude, pour remonter ensuite par le domaine dit *le Peau*, à la montagne de *Chiseuil*. Elle redescend ensuite dans la vallée de la *Pierre*, passe entre la paroisse de *Jarsaillon* & celle de *Souvigny*; coupe à demi-lieue de là la route de Digoin à *Bourbon-Lancy*; enfin se rend & jaillit dans ce dernier bassin, ayant quitté seulement à la derniere colline qu'elle traverse, à trois quarts de lieue, le charbon de terre qui l'a toujours accompagnée depuis *Montcenis*.

C'est ici qu'est placée la tête de cet énorme dépôt de charbon de terre; énorme par sa largeur & par son épaisseur. Dans son prolongement presque jusqu'à *Bourbon*, il présente de grandes différences dans le nombre, l'étendue & la profondeur, de ses filons. En général dans toutes les parties basses, enfoncées, du trajet que je viens de décrire, les filons de houille sont plus divisés, plus minces, plus superficiels. Dans les parties hautes au contraire, ils se réunissent, s'élargissent, s'épaississent & s'approfondissent. La profondeur de la source chaude qu'ils accompagnent varie aussi dans les mêmes proportions. Cette profondeur qui est de 180 pieds au bassin de la source, à *Montcenis*, passe 400 pieds sur *les hauts de Baudot*, est réduite à 78 pieds dans la vallée du ruisseau de *la Pierre*, à une demi-lieue au couchant de la montagne de *Chiseuil*, & conserve encore 60 pieds dans le vallon de *Bourbon-Lancy*, au moment de faire son jet. L'écoulement de cette source est constamment plus profond que les lits de charbon de terre, & cette différence est plus considérable sur les montagnes que dans les vallons. Suivant les indications de la carte & de la boussole il n'y a que deux légers coudes dans la ligne que suivent la source & les filons du charbon.

Mais outre cette grande traînée de houille, constamment attachée à la conduite de la source de *Bourbon-Lancy*, on en trouve encore plusieurs ramifications détachées, prenant d'autres directions; par exemple celle qui, du bassin de *Morillon*, vient aboutir, par un trajet d'une lieue & demie, jusqu'au près du château de la *Mothe-S.-Jean*, sur les bords de la *Loire*; celle qui, des bords de l'*Arroux*, près de *Geugnon*, va sur *Vandenesse*, & probablement plus loin. A *Montcenis* même, cette mine immense de charbon de terre jette des branches çà & là, & forme une étendue qu'il ne m'a pas été possible de suivre; *Bléton* ne pouvant plus résister à la fatigue de ces opérations. C'est au milieu de cet inépuisable dépôt de houille, d'une excellente qualité, qu'est placé l'établissement royal des hauts fournaux pour l'artillerie de la marine.

A peu de distance de-là, il existe des mines de fer en filons très-considérables, qui pourront servir à cet établissement. Il y a aussi des mines de plomb dans la chaîne de ces montagnes, tout attenant les mines de fer & celles de houille. Ces découvertes ont été faites en présence des personnes les plus recommandables de la ville de *Montcenis*, des Subdélégué, Maire Royal, Lieutenant Général &c. Mais là, comme partout ailleurs, avant que l'on en vienne à la vérification & à l'exploitation, je demande qu'il y ait de nouveaux procès-verbaux dressés, & des bornes plantées sur tous les points & toutes les lignes des indications, comme je l'ai fait déja pratiquer dans quelques endroits. Je fournirai pour cela les minutes détaillées de mes premieres opérations. Je demande aussi que dans l'exploitation des différens charbons de terre du Royaume, que j'indique, & qui donnent naissance aux sources chaudes, il soit pris des mesures pour que ces foyers d'échauffement & de minéralité ne soient point touchés. Par exemple, à *Montcenis* il a été reconnu que le bassin de la source chaude de *Bourbon-Lancy*, n'est qu'à peu de distance des puits actuels, percés pour l'extraction du charbon, & des galeries pratiquées pour l'écoulement des eaux. J'ai eu pour témoins de ce fait, les concessionnaires de ces mines, & nous avons reconnu avec la plus grande surprise, que *Bléton* indiquant à travers le charbon de terre, un écoulement considérable d'eau froide, suivoit exactement sur la terre, la direction d'une galerie souterraine de plus d'un quart de lieue, laquelle n'étoit connue que d'eux ; & qu'en suivant une autre direction du même charbon de terre seul, il tomboit sur un écoulement d'eau chaude de 20 à 25 pieds de large, lequel, en remontant, conduisoit à un bassin arrondi de 140 pieds de diametre, vrai bassin originaire de la source de *Bourbon-Lancy*.

Cependant malgré la précaution que je suggere ici, de respecter les foyers des eaux thermales, il seroit à desirer que le Gouvernement voulût bien se prêter aux frais d'une excavation dont le but seroit de découvrir un de ces foyers. Ce n'est que par là que l'on peut vérifier les conjectures que j'ai données sur la cause & le mécanisme de leur échauffement sans feu. Le bassin dont la position me paroît la plus favorable à cette expérience importante, est celui des eaux de *Luxeuil*, à une lieue & un quart de-là, dans la vallée de la *Rosiere*, entre *Fougerolles* & *S. Valbert*. Ce bassin est le moins profond de tous ceux que j'ai découverts, & il n'est recouvert de charbon de terre que d'un côté : circonstance qui rend plus faciles les précautions à prendre pour prévenir l'embrasement de la mine qui pourroit peut-être avoir lieu par l'ouverture de ces foyers de chaleur. Celui-ci eſt alimenté d'eau froide par un ſeul torrent extérieur qui ſe précipite dans la terre à l'endroit où commence le premier filon de charbon de terre, & dès ce point même, l'eau froide devient chaude. Il a environ ſix cent pas de longueur, & dans tout ce trajet il eſt l'aboutiſſant de pluſieurs filons de charbon de terre, dont la direction eſt vers *S. Valbert*. Mais une circonſtance particulière qui rend encore ce lieu préférable, c'eſt que de ce baſſin partent à angle preſque droit, deux écoulemens d'eau chaude, dont l'un va droit à *Luxeuil*, & l'autre fait trois à quatre lieues pour aller ſe perdre dans les bois de *Fontenoy*, où il forme, au-deſſous des monts de *Gruai*, un marais chaud très-étendu, & une fontaine chaude d'environ 10 lignes d'eau.

Pour connoître d'autres exemples de la formation des eaux chaudes dans les mines de charbon de terre, il ſuffira de parcourir tir le manuscrit ci-joint, *sur les charbons de terre de Lorraine.* Cette Province ayant nommément montré le desir que l'on s'occuppât de la recherche de ce minéral, ç'a été un motif suffisant pour me déterminer à faire ce travail particulier. J'en ai livré les résultats à l'Académie de Nanci, non comme objet de science offert à un Corps sçavant pour être jugé, mais comme dépôt de connoissances utiles confié à un Corps patriotique pour servir au besoin. Il seroit à desirer que l'on en fît autant pour chaque Province de France. Dans toutes celles où me conduiront mes opérations sur les eaux minérales, objet particulier de ma mission, je tâcherai de les étendre de même aux minéraux ; mais pour donner à ces opérations plus d'authenticité, pour inspirer plus de confiance dans leurs résultats, je demande qu'elles soient suivies par quelque député du Ministere même, soit Inspecteur des mines, soit Intendant du commerce &c. Je demande aussi que le sieur *Bléton* soit attaché pour quatre

K

mois de chaque année à mes opérations, par un ordre particulier, & ensuite par des appointemens ou des gratifications, si ses travaux continuent à l'en rendre digne.

Sur les Charbons de Terre de Lorraine.

MES premieres recherches avec *Bléton*, m'ayant appris que les eaux thermales de l'*Auvergne*, du *Bourbonnois*, de la *Bourgogne*, de la *Franche-Comté*, de la *Champagne*, &c. prennent toutes naissance dans des dépôts de charbon de terre, il étoit naturel que je suivisse la même voie, pour chercher en Lorraine des mines de charbon de terre. Voici en abrégé quelles ont été mes découvertes.

La source chaude de *Bains*, en la suivant sans interruption, nous a conduit à environ deux lieues & un quart delà, au levant : elle nous a fait traverser les montagnes & les collines de *Bertramont*, du *Fay*, de *Haudompré*, &c. pour aboutir à un vaste bassin où se trouve l'étang des *Aunouses*. C'est sous cet étang, qui a près d'une lieue de circonférence, que la source de *Bains* rencontre & croise le charbon de terre. C'est-là qu'est placé le véritable foyer de son échauffement. Ce foyer s'étend encore à environ 300 pieds à l'est, au-delà des bords de l'étang, & se termine en un rond de 36 à 40 pieds de large, au milieu du charbon de terre. Ce dernier, au sortir de l'étang, est partagé par le bassin prolongé de la source chaude, en deux filons inégaux, dont le droit, ou celui du côté du nord, a de 70 à 80 pieds de large, & le gauche, ou celui au midi, a 420 pieds de large. Leur profondeur dans cet endroit est de 150 à 160 pieds.

A 5 ou 6 cent pas plus loin, toujours à l'est, entre l'étang ci-dessus des *Aunouses* & celui de *Pergy*, les deux filons de charbon de terre sont réunis & ne font plus qu'une seule masse qui a à peu près la même profondeur qu'au sortir de l'étang, & qui a près de 700 pieds de largeur. Il n'a été suivi alors que jusqu'à l'étang de *Pergy* auprès duquel il passe ; mais il a été retrouvé plus loin, suivant toujours la même direction au levant, comme on le verra ci-après.

En revenant vers le midi, le long de la chaussée de l'étang des *Aunouses*, à 4 ou 5 cent pas du dépôt précédent de charbon de terre, on en retrouve un autre filon qui se sépare du premier sous l'étang même, & qui descend vers le sud-est, dans la colline où est situé le moulin de *Reuilly*. Ce filon, qui n'a que 100 & quelques pieds de large sur 125 de profondeur, n'a été suivi qu'à 2 ou 3 cent toises de son entrée dans la colline ci-dessus ; mais il paroît devoir s'étendre beaucoup plus loin, & peut-être va-t-il jusqu'à la grande vallée où sont situées plusieurs forges, celles de *Ruaux*, la *Forgette*, &c. Cette vallée, qui se trouve presqu'à moitié chemin de *Bains* à *Plombieres* par la traverse, est formée de la réunion des trois collines que l'on rencontre en suivant la grande route de *Plombieres* à *Xertigny*. C'est dans une de ces trois collines que passe le grand filon de charbon qui traverse l'étang des *Aunouses* & qui dans ce trajet échauffe la source de *Bains*.

Ce filon repris à l'autre bord de l'étang, c'est-à-dire au couchant, tient 381 pieds de large & en a 180 de profondeur. Tout au sortir de ce bassin le charbon de terre est déja éloigné de la source & fait avec elle un angle aigu dont les deux côtés prolongés, savoir celui du charbon vers le sud-ouest, & celui de la source à l'ouest, ont à un demi-quart de lieue de l'étang des *Aunouses*, plus de 7 à 8 cens toises d'écartement. Cette distance est exprimée sur le plateau de *Haudompré*, par le trajet qu'il y a entre l'étang de *Romanfin*, près duquel passe le filon de charbon, & l'étang de *Haudompré* sous lequel passe la source chaude.

Depuis l'étang de *Romanfin*, le grand filon de charbon de terre, traversant plusieurs petits valons, une partie des bois du *Clairjus*, les bois de *la Halle* sur le finage de *Bains*, passe près de la ferme de la *Vielle-chauffée*, où il a environ 240 pieds de large, & 117 de profondeur. Il coupe ensuite la nouvelle chauffée qui conduit de *Luxeuil* à *Bains*, à demi-lieue de ce dernier, & va aboutir dans un grand bassin irrégulier où sont placés les étangs de *Tremonfé*; bassin dans lequel a également abouti la secousse du tremblement de terre du 6 Juillet dernier. Dans cet endroit le filon de houille fait un coude & se dirige vers *Saint-Loup*; mais il n'a pas été suivi plus loin.

En parcourant les trois lieues qui, hors de la chaîne des montagnes de *Vosge*, conduisent de *Bains* à *Xertigny*, nous n'avons trouvé nul indice de charbon de terre, ni d'aucun autre minéral. Mais allant de *Xertigny* à *Plombieres*, nous avons retrouvé, à environ une lieue du dernier, le même filon de charbon de terre que nous avions quitté aux étangs des *Aunouses* & de *Pergy*; le même aussi que nous avions suivi dans la direction opposée jusqu'au près des étangs de *Tremousé*. Ce grand filon, allant toujours vers l'est, passe dans la colline où a été autrefois l'étang de la *May*, au-dessous du bois de *Tieresse*, près de la Paroisse de *Belle-Fontaine*. Dans cet endroit, où le filon traverse la grande route, il a 173 pieds de large & est très-profond. Dans toute cette largeur la terre de la colline est noire & de nature tourbeuse. Nous avons suivi le charbon de terre près de trois quarts de lieue, dans la même colline qui appartient à la Paroisse de *Ruaux*, & de-là nous l'avons quitté, pour nous rendre à *Plombieres*, présumant déja que ses eaux chaudes nous rameneroient vers le même filon de charbon de terre; conjecture qui a été rendue plus vraisemblable encore par la connoissance que nous avons acquise ensuite de la direction de la source de *Plombieres*, dont la coincidence, avec la direction du charbon de terre de *Belle-Fontaine*, doit se rencontrer à environ trois lieues, suivant les indications prises par la carte & la boussole.

Mais en attendant que cette conjecture soit vérifiée par de nouvelles expériences, il est bien constant qu'il existe dans cette partie de la *Vosge*, un filon majeur de charbon de terre, dont la longueur déja connue est au moins de 5 à 6 lieues, sans compter les branches qu'il jette de droite & de gauche, comme par exemple celle qui s'en détache sous l'etang des *Aunouses*.

Il est problable que ce n'est pas là le seul dépôt de houille que renferment les montagnes de Vosge. En quittant ces montagnes, pour me rendre au village de *Circourt*, à trois ou quatre lieues de la vraie Vosge, j'allai visiter une source minérale appellée d'*Irvau*, déja renommée dans le canton. Je fus d'abord frappé de voir dans le bassin de cette source un dégagement considérable d'air en très-grosses bulles. Ce phénomene, que je n'avois pas encore rencontré dans les sources froides, me fit soupçonner que celle-ci pourroit bien, en remontant à son origine, me conduire, comme les sources chaudes, à du charbon de terre.

N'ayant pu dans ce moment suivre le trajet de cette source avec *Bléton*, je formai le projet d'aller le lendemain la couper à quelque distance de là dans une partie de bois moins épaisse & plus accessible : ce que j'exécutai; mais avant d'avoir atteint ce que je cherchois, je tombai sur un filon de charbon de terre, allant au sud-est, traversant la forêt qui appartient aux paroisses de *Gigney*, de *Fromey* & autres, dirigeant vers *Epinal* sa marche, que je n'ai point suivie au-delà. Mais en reprenant ce filon du côté opposé au nord-ouest, je suis arrivé au bord du bois ci-dessus, en face & au bas de la montagne de *Virine*. Là ce filon a 300 pieds de large, ayant un de ses bords à 5 pas d'une borne *forestiere numérotée* 10, & son milieu à une autre borne semblable *numérotée* 11. Ce filon, en remontant la côte de *Virine*, s'élargit à mesure, de maniere qu'au sommet & sur tout le plateau il a plus de 600 pieds. Il occupe toute la partie qui est exposée au midi, presque jusqu'à mi-côté, & ne s'étend pas au-delà du sommet dans la partie du nord. Il va se terminer à l'extrémité de cette côte au couchant, à 300 pieds environ d'une carriere ouverte pour l'extraction du plâtre. Étant tombé par hasard sur cette carriere après la découverte du charbon de terre, l'existence de ce dernier me fut évidemment indiquée par une couche noirâtre d'environ 5 à 6 pieds d'épaisseur qui recouvre le banc de plâtre. Quoique cette couche ne soit nullement de la nature de la houille, & qu'elle n'ait rien de combustible, cependant comme elle se trouve précisément dans la carriere qui est à mi-côté, à la même profondeur que celle que *Bléton* avoit assignée pour le filon de houille, on ne peut guere douter que cette couche noire, que les *Carraieurs* appellent de la *crasse de plâtre*, ne soit réellement une continuité du charbon de terre dénaturé (comme l'analyse l'indique d'ailleurs) & vraisemblablement elle en fait le chapeau. Le charbon de terre de *Virine*, depuis le haut de la côte jusqu'au bois où il a été suivi, dans le trajet de 7 à 8 cent toises, ayant de largeur depuis 3 jusqu'à 6 cent pieds, a, dans les divers points de son étendue, 100, 110, 120 pieds de profondeur. Son extraction sera facile par des galeries pratiquées à mi-côte au sud-est. Sa position le rendroit aussi facile à transporter dans l'intérieur de la Lorraine.

Le desir d'en découvrir encore de plus rapproché du centre de cette Province, & le bruit déja répandu que l'on en soupçonnoit dans le Comté *de Vaudemont*, me firent entreprendre ce voyage pour le dernier de cette année. Sur les indications qui m'avoient été données, j'allai d'abord à *Fraisnes* sous *Vaudemont*, où j'arrivai le 10 Novembre.

Après avoir parcouru, sans trouver vestiges de charbon de terre, plusieurs petits revers de côteaux, sur lesquels on a commencé 5 à 6 fouilles qui seront très-certainement sans succès, nous avons découvert, à sept ou huit cent pas de-là, sur la grande côte de *Fraisnes*, un filon considérable. Il tient en largeur presque tout le flanc de cette côte vers *Fraisnes*, & s'étend jusqu'au-delà de son sommet. Sa direction est de *Forcelles* à *Gugney*. Il n'a été suivi d'un côté que jusqu'au-dessus de la montagne de *Fraisnes*, qui est l'endroit de sa plus grande largeur, & de l'autre jusqu'au chemin qui conduit de *Gugney* à *Peney*, suivant le revers & presqu'au bas de la montagne ci-dessus.

En traversant obliquement ce chemin, le filon a 510 pieds de large sur 159 de profondeur. Il va en s'élargissant beaucoup, mais il ne paroît pas s'approfondir, à mesure qu'il gagne le haut de la côte. A quelque distance du point où le filon croise le chemin ci-dessus, on avoit commencé à mi-côté une galerie d'épreuve, qui n'étoit encore excavée que d'environ une toise, & que l'on avoit abandonnée dans ce moment. Elle n'est éloignée du filon que de 120 à 130 pieds, & elle est placée de manière à couper obliquement ce filon par le flanc; si toutefois sa direction ne porte pas au-dessus. Elle seroit mieux placée tant pour la découverte que pour l'exploitation de la mine à 150 pieds plus bas, & mieux encore si, en la baissant ainsi, on la portoit à 50 ou 60 toises du côté de *Gugney*: elle seroit alors directement sur le filon.

Mais, si les recherches commencées à *Fraisnes*, sont continuées telles qu'elles ont été projettées, il en résultera un moyen de comparaison important à établir pour mieux apprécier celles dont je viens de rendre compte, & dont j'ai rendu témoin le Curé du lieu. Je demande en outre, qu'avant de procéder à la vérification de ces dernieres recherches, par des fouilles, il foit dreffé de nouveaux procès-verbaux de mes opérations, & que fur tous les points des indications faites par *Bléton*, il foit planté des bornes, comme je l'ai fait déja pratiquer en plufieurs endroits.

Il me refte à éclaircir deux points relativement à ces indications. C'eft ce qui concerne la profondeur & l'épaiffeur des filons de charbon de terre. Leur longueur & leur largeur fe font reconnoître par les feuls procédés que j'ai fuivis; mais il ne m'a pas encore été poffible de diftinguer fi, dans les indications de la profondeur des filons, il falloit diftraire ou comprendre leur épaiffeur. Pour l'ordinaire les dépôts de houille font compofés de plufieurs lits pofés obliquement, horifontalement ou verticalement les uns au-deffus des autres, ayant des bancs intermédiaires de roche ou de terre plus ou moins confidérables. Ces lits de houille varient eux-mêmes beaucoup en épaiffeur. J'en ai vu depuis un pied jusqu'à 50. Les interstices de terre ou de pierre qui se trouvent pareillement entre les différens lits de houille, posés horisontalement les uns à côté des autres, sont exactement indiqués par *Bléton* ; mais il n'en est pas de même des lits posés verticalement, lesquels ne font sur lui que l'impression d'un seul & même dépôt ; de sorte que jusqu'à présent je n'ai pu savoir que par l'ouverture des mines, si elles étoient composées d'un ou de plusieurs bancs. Dans l'un & dans l'autre cas, la profondeur indiquée m'a toujours paru devoir être comptée depuis le fond ou la surface inférieure de la mine entiere, & non de son sommet. Je ne désespere pas cependant de trouver le moyen de reconnoître d'avance & le nombre des bancs, & la profondeur de chacun ; puisque j'ai trouvé celui de distinguer un ou plusieurs courans d'eau froide & chaude, avec leur profondeur respective sous le même sol. Les expériences de ce genre, dont il me reste à rendre compte, feront connoître à quel point de précision & de perfection peut être porté l'exercice d'un sens quelconque dans l'espece humaine ; sur-tout, si ce sens, déja d'une constitution exquise, est aidé, aggrandi, par quelqu'instrument, par quelque procédé physique ou géométrique.

EXPÉRIENCES NOUVELLES sur les Eaux & sur les Minéraux, pour expliquer & confirmer les relations précédentes.

LES premiers résultats de ces expériences, qu'il importe de faire connoître ici, sont ceux qui constatent l'action spécifique & distinctive des différents corps souterrains, sur les organes & sur les baguettes de *Bléton*. En 1780, dans mon premier Mémoire, j'ai décrit très au long & le plus exactement qu'il m'a été possible, tout ce qui concerne, à ces deux égards, l'action des sources ordinaires, celles de tous les courants

courants souterrains, naturels ou artificiels des eaux froides. Je n'avois fait alors des expériences, pendant quatre mois consécutifs, que sur ces sortes de courants d'eau, les regardant déja comme de vrais courants de l'électricité terrestre. Le soulevement, le roidissement convulsif de tout le système musculaire, accompagné d'un frisson général; l'aboutissant principal de cette impression forte, spasmodique, au diaphragme, y produisant de l'étouffement, avec une altération sensible dans tous les traits du visage; enfin, le mouvement de rotation continue, sur son axe, d'arrière en avant, d'une baguette quelconque, de bois ou de métal, portée simplement sur deux doigts, ou sur le plat des deux mains : tels sont les signes que j'ai donnés comme constants & invariables, pour indiquer la présence perpendiculaire des sources sous terre. J'ai dit en outre, qu'ils sont constamment & invariablement en rapport avec le volume & la rapidité de ces sources; ajoutant encore cette autre circonstance très-remar-

L

quable, que chacun de ces indices est beaucoup plus fortement exprimé quand *Bléton* marche contre le courant des sources, que lorsqu'il suit, en descendant, leur direction.

Tout ce que j'ai vu & dit sur cet objet depuis quatre ans, n'ayant fait qu'affermir ma premiere déposition; & sur deux cens mille ames, peut-être, dans ce Royaume, qui ont été à portée de voir la même chose que moi, nul, que je sache, n'ayant pu l'infirmer, je vais continuer de décrire mes résultats ultérieurs, bien plus extraordinaires encore que les précédens. Ils ont été recueillis sur les sources chaudes, sur les mines de charbon de terre, & sur quelques mines métalliques.

Sur toutes ces substances fossiles, *Bléton* éprouve dans tout son corps la même impression convulsive que sur les courants d'eau froide, & ses baguettes présentent également le mouvement de rotation continue. C'est par-tout la même sphere d'action électrique souterraine, & toujours les mêmes effets d'électricité organique. Mais il y a ensuite, & dans l'action de cette cause générale, & dans les effets qu'elle produit, des différences très-remarquables, qui servent à faire distinguer l'espece des corps souterrains.

C'est ainsi que les courants d'eaux minérales chaudes, font éprouver à *Bléton*, outre la convulsion forte, mêlée d'oppression, un sentiment de chaleur générale, comme ambiante & halitueuse, comparable à celle d'une étuve ou d'un poêle. Mais la sensation distinctive & vraiment caractéristique de la présence des sources chaudes, est un pointillement douloureux dans toutes les articulations, & principalement dans les épaules, les coudes & les poignets. Cette douleur articulaire, assez vive & profonde, tant que *Bléton* est placé verticalement sur ces courants, se change, lorsqu'il s'en éloigne, en une simple demangeaison superficielle, qui s'étend, s'affoiblit, & s'éteint bientôt. En général, il m'a paru que sur les sources chaudes, le mouvement de convulsion des muscles, étoit plus fort que sur les froides, à volume égal ; mais que c'étoit tout le contraire pour le mouvement de rotation des baguettes.

Sur les mines de charbon de terre, il y a de même, convulsion musculaire & oppression, sentiment de chaleur & mouvement de rotation : mais au lieu de douleur pongitive dans les capsules articulaires, *Bléton* ressent de l'amertume & de la sécheresse à la bouche, avec une soif continuelle ; sur-tout s'il opere immédiatement après le repas ; auquel cas, surviennent quelquefois des nausées & même le vomissement, si la mine est très-forte. D'ailleurs, ce qui distingue encore le charbon de terre des eaux chaudes, indépendamment de leurs dimensions respectives, qui sont très-différentes, c'est que sur ces dernieres, les symptômes indicateurs sont beaucoup plus marqués en remontant les sources, qu'en les descendant ; tandis que sur les filons de charbon, ces symptômes sont égaux dans tous les sens de la mine, suivant toutes les marches de *Bléton*. Quelquefois dans ces marches long-tems suivies sans interruption, par exemple de 12 à 15 cent toises, soit en long, soit en large, on n'apperçoit pas la moindre différence dans les révolutions circulaires des baguettes, ni le plus léger mouvement dans les doigts qui leur servent d'appui. Mais communément les mines de charbon présentent beaucoup d'inégalités dans leurs filons, & beaucoup de coupures ou d'intervalles, que *Bléton* ne manque jamais d'indiquer.

Les mines de fer sont, de toutes les mines métalliques, celles dont les indications se rapprochent le plus de celles des charbons de terre & des sources chaudes; au point que *Bléton* les confond quelquefois dans les premiers instants, lorsque les impressions ne sont pas très-prononcées. Cependant il n'éprouve pas, comme sur les eaux chaudes, de picottements dans les articulations, ni de sentiment d'amertume à la bouche, de sécheresse & de soif, comme sur les mines de charbon. Du reste, il a comme sur les unes & les autres, mais avec moins d'intensité, la convulsion, la chaleur, l'oppression; & de plus, le même mouvement de rotation dans les baguettes. Tous ces signes n'ont lieu que sur les mines de fer en masses plus ou moins considérables en filons, en roche, &c. & non sur celles qui sont en grains, en petits fragments disséminés & mêlangés de beaucoup de terre. La même chose s'observe sur les simples soufflures, ou parcelles de charbon de terre, interposées de beaucoup d'autres substances hétérogènes. *Blëton* ne les sent pas plus qu'il ne sent les eaux éparses, vagues & stagnantes entre les couches de terre.

De tous les phénomenes relatifs à la distinction des corps fossiles, agissans par leurs émanations électriques, le plus étonnant sans doute, est celui-ci: sur les mines de fer, de quelque espece qu'elles soient, les baguettes supportées par les doigts de *Blëton*, tournent constamment sur leur axe, d'arriere en avant, comme sur les mines de houille; tandis que, sur les autres mines métalliques, comme sur les autres métaux extraits de leurs mines, le mouvement de rotation s'exécute en sens contraire, c'est-à-dire, d'avant en arrière. Ce mouvement circulaire, qui ne varie jamais, tant que *Bléton* est perpendiculairement placé sur les mines ou sur les métaux, présente des révolutions aussi rapides & aussi régulières que les révolutions en sens contraire, sur les mines de fer ou de houille.

C'est-là jusqu'à présent le seul moyen que nous ayons eu de distinguer de ces deux dernieres, les autres mines ; mais il n'en existe pas encore (le fer & la houille à part) pour reconnoître les autres mines métalliques entre elles. Les impressions spasmodiques & convulsives du corps, m'ont paru à-peu-près les mêmes sur les mines que j'ai vues, & toujours analogues à celles sur les mines de houille & de fer. Cependant, les mines de cuivre en ont toujours excité de très-fortes, accompagnées de maux de cœur, de borborigmes, & d'une abondante éructation d'air. Sur les mines de plomb, tout cela m'a semblé moindre, mais plus fort encore que sur les mines d'antimoine. Peut-être aurons-nous par la suite, des résultats plus distincts & plus précis.

N'ayant eu encore dans mes voyages, l'occasion d'exercer *Bléton* que sur ces trois mines, de cuivre, de plomb & d'antimoine, je ne peux répondre que de celles-là. Mais j'y ai suppléé pour les autres métaux, par des expériences particulieres dont je vais rendre compte.

On a vu précédemment que, sur tous les métaux, excepté le fer, il existe pour *Bléton* une sphere d'action électrique, qui se propage vers le couchant. Voulant établir d'une manière invariable cette importante vérité, j'ai fait un grand nombre d'expériences, dont les résultats ont toujours été les mêmes. Pour cela, j'ai déposé sous terre, à la profondeur de 2, 3 ou 4 pieds, de l'or, de l'argent, du cuivre, de l'étain, du plomb & du fer. Les poids de chacun ont été seulement depuis cinq jusqu'à huit livres. Dans d'autres fosses pareilles, j'ai enfoui des pyrites de toutes espèces, du soufre, du charbon de terre, de la résine, de la cire & du suif. Tous ces dépôts différents ont été placés de distance en distance dans des jardins, ou en pleine campagne, & on les a recouverts de terre, de maniere à ce que rien ne parût au-dehors. Chaque substance étoit seulement numérotée, ou désignée par une lettre de l'alphabet; & chacuns de ces signes conservés par quelques-uns des assistans, avoient leurs signes correspondants cachés sous terre, aux endroits des dépôts.

Sur ceux de résine, de cire & de suif, *Bléton* n'a jamais senti aucune espece d'impression. Sur le charbon de terre, il en a éprouvé une très-marquée, mais pas assez cependant, pour qu'il pût désigner le charbon de terre, comme il le fait toujours sur les vrais filons de ce fossile. Le frémissement convulsif du système musculaire, étoit très-sensible au tact, & la baguette de bois ou de métal, avoit son mouvement de rotation, d'arriere en avant. Sur le dépôt de fer, les mêmes indices ont eu lieu avec un peu plus d'énergie. Mais cette différence n'a pas pu suffire, pour que *Bléton* distinguât le charbon de terre d'avec le fer, comme il le fait constamment sur les dépôts naturels de ces minéraux. Le soufre n'a produit qu'une foible impression, mais elle a suffi pour établir une différence entre ce minéral & les deux précédens, en ce que les baguettes ont pris sur le soufre un mouvement totalement opposé, c'est-à-dire, d'avant en arriere. Les pyrites ont fait éprouver la même chose, quant à la rotation des baguettes ; & elles ont aussi, comme le soufre, montré une foible tendance de la sphere électrique, propagée vers le couchant. Mais ce n'a été que sur les vrais métaux, que j'ai observé très-distinctement cette tendance singulière des émanations actives électriques, & elle a lieu à toutes les heures du jour, comme pendant la nuit.

L'or & le cuivre sur-tout, la démontrent très-fortement. Elle est plus marquée aussi sur l'argent, que sur l'étain & le plomb. Elle s'étend plus ou moins, à partir du foyer des métaux, suivant leur profondeur & leur masse. En décrivant un cercle, par exemple, de trois à quatre pieds de rayon, autour de ce foyer, *Bléton* n'en sent absolument l'action que sur la ligne du couchant. Il en est de même, lorsqu'à partir du point vertical du foyer, il parcourt successivement tous les rayons du cercle; ou bien qu'il part de tous les points de ce cercle, pour aboutir au centre. Ce n'est jamais, dans ces deux marches inverses, que sur les rayons dirigés vers l'ouest, que son corps & ses baguettes sont mis en mouvement plus ou moins fortement, selon les especes de métaux.

Il faut convenir cependant, que l'action de ces métaux ne présentant que des différences du plus au moins, soit dans les impressions nerveuses & musculaires du corps, soit dans les révolutions circulaires des baguettes, constamment mues d'avant en arriere, ces différences ne donnent pas un moyen sûr de discerner ces cinq métaux les uns des autres : mais ce n'étoit pas là le but de ces expériences, faites d'ailleurs sur de trop petites quantités. Celui que j'avois en vue a été complettement rempli, puisque j'ai prouvé d'une maniere invariable, l'extension & la détermination d'une sphere d'action électrique vers le couchant, sur certains métaux & sur le soufre, laquelle n'existe pas de la même maniere sur le fer, ni sur la houille, ni sur les courants d'eau. Je ne dis pas cependant que ces trois dernieres substances n'aient dans leur sphere naturelle d'électricité, des dérivations & des déterminations particulieres. On en verra des exemples dans les foyers d'électricité composée.

Je ne ferai que rappeller ici en passant, comme corollaire des expériences précédentes sur les atmospheres électriques souterrains, la possibilité de composer de nouvelles boussoles; celle aussi de trouver des instruments électrométriques, que l'on puisse, entre les mains de tout le monde,

Physique & Médicinal. 173

substituer à l'emploi que font des baguettes de bois ou de métal, les seuls individus doués d'une constitution électrique exquise. Je reviendrai ailleurs sur ces objets intéressants, & j'ose espérer qu'ils seront remplis avant que cette année soit révolue. Celui qui doit m'occuper dans ce moment, est de définir, de circonscrire, s'il est possible, ces atmosphères d'électricité terrestre, tenant à la présence des courants d'eau, de tels ou tels fossiles. Cette vaste partie de la physique souterraine, étroitement liée à la physique de l'atmosphere, présentera encore long-tems des difficultés aux yeux du plus grand nombre ; mais elle porte sur des faits & des principes, qu'aucun Physicien ne peut désavouer.

Notre globe est de par-tout environné & & pénétré de fluide électrique, mais en des proportions infiniment variables, suivant les saisons & les intempéries ; suivant les degrés de sa chaleur & de son aquosité. C'est de-là que nous avons fait dériver spécialement la formation des météores aqueux,

& ignés, à la surface & dans l'intérieur de ce globe. Il y a aussi une répartition très-inégale du même fluide, entre les différentes parties constituantes de l'extérieur, les montagnes, les mers, les forêts, les rivieres, &c. & cela doit entrer en grande considération dans le système général de météorologie (g). Enfin, dans l'intérieur, il se forme également des concentrations, des accumulations partielles & locales de ce fluide, autour des courrans d'eaux & des dépôts de certains minéraux. A ces premiers faits sur lesquels est établie la vérité du phénomene dont il s'agit ici, ajoutez ces autres faits non moins incontestables. Tous les individus sont, du plus au moins, soumis aux influences communes & habituelles du fluide électrique, répandu par tout, le recevant, soit de la terre, soit de l'air ; quelques individus ressentent plus fortement les impressions de ce fluide accumulé dans des foyers particuliers de l'une ou l'autre de ces régions. Rien n'est plus clair, rien n'est plus naturel.

Ainsi dans la masse générale de l'électricité, qui, du haut de l'atmosphere, enveloppe & traverse la terre, il y a des courans, des tourbillons particuliers, les uns passagers, les autres durables; mais qui tous se correspondent & communiquent à la masse totale. Cette correspondance constante fait partager aux tourbillons particuliers les mouvemens & les vicissitudes du tourbillon universel. Le mouvement primitif, essentiel de cette matiere subtile & active a été comparé à celui du *flux* & du *reflux*. Les mouvemens secondaires & dérivés de celui-là, qu'éprouve l'électricité répartie en des doses très-différentes à tous les corps sublunaires, ont été désignés par des noms qui n'en donnent que des idées très-imparfaites. Leur (12) diversité prouve qu'on n'a pu encore y attacher un sens bien dé-

---

(12) Electricité *positive ou négative.... en plus ou en moins.... effluente ou affluente.... divergente ou convergente.... attractive ou répulsive.... condensée ou raréfiée*, &c.

terminé, ou que ce sens ne s'est pas trouvé conforme à tous les faits. Jusqu'à ce qu'on en ait trouvé un meilleur, celui d'électricité *Centrifuge* & d'électricité *Centripete* ne seroit-il pas préférable, pour exprimer les états alternatifs & en apparence opposés de cette même matiere, soit dans le systême général de notre planete, soit dans chaque corps ou foyer particulier ? Dans les corps organiques vivans, la matiere électrique également subordonnée au mouvement général de *flux* & de *reflux*, à ce mode oscillatoire ou alternatif d'*intension* & de *rémission*, constitue, comme je l'ai dit ailleurs, ce qu'on appelle *Magnétisme animal*. Ce phénomene incontestable de l'organisme paroît bien plus manifestement encore appartenir à l'électricité, si on le compare, comme je persiste à le faire, au phénomene beaucoup plus éclatant du *Blétonisme* naturel. Ce dernier est sans contredit le fait le plus remarquable de ce prétendu *Magnétisme animal*, mis en jeu par l'électricité spontanée des corps souterrains.

Ainsi

Ainsi dans l'un & l'autre cas, c'est être physiquement dans la sphère & sous l'empire du même principe, soit que l'on ressente les impressions du *Magnétisme animal*, soit que l'on éprouve celle de l'*Electricisme minéral*, comme je l'ai déja dit: En un mot, c'est de part & d'autre, le jeu, le mélange, le soutirement, le renforcement des atmospheres électriques, qui produisent ces impressions toujours individuelles & jamais générales : & si quelque chose peut jetter du jour sur la prétendue doctrine des pôles jusqu'à présent factices & arbitraires, des déterminations purement idéales, du Magnétisme animal, ce sera la connoissance plus positive que nous annonçons ici des déterminations invariables du même fluide universel, qui, sur le fer, se porte du midi au nord, & sur les autres métaux du levant au couchant.

Ces rapprochemens préliminaires serviront à mieux faire entendre ce qui va suivre sur les atmospheres électriques de l'intérieur de la terre. Nous répétons qu'il faut se les représenter comme autant de tourbillons particuliers, nageans dans la masse générale de l'électricité terrestre; ensorte que, si cette électricité répandue & éparpillée dans toutes les couches de terre est, je suppose, depuis un jusqu'à dix, suivant les vicissitudes naturelles qu'elle éprouve, son accumulation dans tel ou tel foyer d'eaux ou de minéraux, sera portée depuis dix jusqu'à cent, &c. Peu m'importe de discuter à présent si cette sorte d'irradiation électrique, autour de certains corps conducteurs ou excitateurs de l'électricité, tient à la quantité ou à l'intensité de cette matiere. Cela ne change rien au mécanisme des impressions qu'elle excite sur la classe des individus très-électrisables, très-susceptibles de se charger de cette matiere active, à la maniere des appareils de *Leyde* ou des animaux-torpilles. Mais ce qui importe beaucoup, c'est de savoir si l'action de ce fluide s'exerce également sur les points opposés de ces atmospheres électriques coupés à angles droits, du *Zénith* au *Nadir* & suivant la ligne horisontale, & non sur les points intermédiaires. J'appelle *droits, directs, perpendiculaires*, les rayons ou faisceaux électriques qui, partant du centre électrisé, aboutissent à ces quatre points de la sphere. Les autres sont les faisceaux *obliques, collatéraux*, divergens, &c. C'est sur cette distinction de faisceaux que porte en partie celle des phénomènes électriques que l'on observe chez les individus *Sourciers*. J'ai dit que sur les faisceaux perpendiculaires, le Sourcier *Bléton* éprouve tous les symptômes de la commotion ou de l'émotion électrique, qui ont été décrits ci-dessus. Son corps est alors surchargé d'électricité positive; ou selon le langage vulgaire, est électrisé *en plus*. Ses baguettes ne manquent jamais d'avoir alors un mouvement de rotation que j'ai nommé *rotation directe* ou *impulsive*, indiquant toujours la présence perpendiculaire des foyers électriques; au contraire, sur les faisceaux obliques ou collatéraux, le corps de *Bléton* se décharge peu à peu. Il ne reste plus qu'un sentiment de froid & de pression sous le *sternum*, sans aucune convulsion. Alors les baguettes restent aussi immobiles. Mais la décharge totale ne s'accomplit que quand le Sourcier est parvenu à l'extrémité de la sphere électrique. Il reprend alors son équilibre, en éprouvant toutefois un dernier soubresaut dans tout le système musculaire. Cet instant qui, comparé avec celui de la commotion premiere sur le point vertical, représente un phénomène d'électricité négative, ou *en moins*, présente aussi dans les baguettes, un mouvement, un sens contraire au premier ; mouvement que j'ai appelé *rétrograde* ou *répulsif*, mais qui n'est que d'un seul tour & qui indique, par la divergence des rayons collatéraux, la profondeur des mêmes foyers électriques.

Ces deux mouvements opposés dans les baguettes, toujours correspondants aux mouvements convulsifs du système musculaire, tiennent donc, comme je l'avois déjà dit en 1780, à la double action *attractive* & *répulsive* de l'électricité ; à sa force *centripete* & *centrifuge*, à son mouvement universel de *flux* & de *reflux* ; à ce qu'on peut appeller enfin, l'*intension* & la *rémission* électrique : car, tel ce mouvement a été imprimé à toute la matiere par son premier mobile, tel il se communique & se perpétue dans tous les corps sublunaires. Ainsi, on doit le retrouver tel dans les atmospheres électriques des corps souterrains, agissans sur les corps organiques. Ainsi, en supposant que ces atmospheres composés d'une infinité de faisceaux électriques, soient divisés en quatre triangles rectangles, de maniere à ce que chacun de ces triangles ayant son sommet sur le foyer souterrain, soit partagé à sa base en deux parties égales, par les faisceaux qui s'en détachent à angles droits, on aura fait un premier pas pour concevoir cette double action électrique sur l'organisme des Sourciers, & sur les Baguettes dont ils se servent. Je le répete encore : sur les quatre points opposés de la sphere électrique coupée à angles droits, sur l'aboutissant même des faisceaux électriques directs, au milieu de la base de chacun des quatre rectangles supposés ci-dessus, le corps se charge, en recevant des courants d'électricité, qu'il perd à mesure en écoulemens plus ou moins forts, nommément par ses parties terminées en pointes ; tandis qu'aux deux extrêmités de ces mêmes bases, à la terminaison précise des triangles exprimés par les faisceaux obliques ou divergents, la décharge s'opere, & l'équilibre se rétablit avec l'électricité ambiante. Dans le premier cas, la position, ou verticale ou horisontale des corps électrisans souterrains, est annoncée sur les individus électrisés, par tous les symptômes de l'électricité *effluente*. Dans l'autre cas, ce sont les indices apparents de l'électricité *affluente*, qui deviennent ceux de la profondeur ou de la distance de ces mêmes corps. Les erreurs, ou pour parler plus correctement, les exceptions que l'on oppose à la justesse des indications à ces deux égards, tiennent, ou à des causes secondes, ou à des foyers combinés d'action électrique, dont nous allons parler (13).

Suppofons un écoulement d'eau, ou bien un dépôt de métal quelconque, ou de charbon de terre ou de soufre, enfouis sous terre à la profondeur de dix, vingt ou trente pieds, &c. *Bléton*, placé directement sur chacun de ces corps, ne manquera pas d'en indiquer la préfence perpendiculaire précifément fous lui, pourvu qu'ils foient parfaitement féparés & ifolés les uns des autres, que leurs atmofpheres électriques ne fe confondent pas, & qu'aucun autre corps intermédiaire, ne dérange

---

(13) Le Mémoire de 1780 contient déja fur ce qui eſt relatif aux indications vraies ou fauſſes du Sourcier *Bléton*, un grand nombre d'expériences qu'il feroit inutile de rappeller ici. Mais il ne le feroit peut-être pas de relire, depuis la page 60 juſqu'à la page 83, les procédés que j'ai fuivis pour chercher à réfoudre le problème des profondeurs, lequel eſt fans contredit ce qu'il y a de plus étonnant, & en même tems de plus difficile dans le phénomène dont il s'agit.

ou ne détruise ces atmospheres. Dans cette supposition d'une sphere d'action électrique, pure & simple, *Bléton* indiquera aussi, à coup sûr, la profondeur exacte de chaque corps. Pour cela, il lui suffira de parcourir sur la terre, de droite & de gauche, & suivant une direction quelconque, un trajet, dont la mesure horisontale, à partir du point où commence l'impression, jusqu'à celui où elle finit, sera justement celle de la ligne verticale exprimant la profondeur. Telle est la regle générale, que je n'ai vu que très-rarement varier dans tous les cas de conduites d'eau artificielles, de dépôts de mines métalliques ou de métaux, de charbon de terre, disposés exprès pour des expériences.

Mais la plûpart des sources, des foyers d'eau naturels, des dépôts natifs de minéraux, étant composés de ramifications, d'embranchements, de couches, de filons, différemment placés, ou à côté, ou au-dessus les uns des autres ; il en résulte des centres d'action différents, des atmospheres électriques combinés, sur lesquels ce sens intérieur de *Bléton*, que j'ai appellé *sens nerveux - électrique*, est quelquefois en défaut ; moins à la vérité pour indiquer la position des corps souterrains par rapport à lui, que pour en marquer la profondeur. L'indication devient encore plus difficile & plus faillible, lorsque plusieurs de ces corps de nature, ou homogène ou hétérogène, sont enfouis pêle & mêle, ou près les uns des autres, dans les mêmes continents, soit que leur action soit congénere, soit qu'elle soit distincte. Par exemple, s'il se rencontre à la fois des courants d'eau froide sur des sources chaudes, les unes ou les autres avec du charbon de terre, celui-ci avec des mines de fer, ou telle autre mine métallique, &c. dans tous ces cas, dis-je, le problème des profondeurs est plus difficile à résoudre, plus sujet à erreur : celui même de discerner chaque sorte de corps, comme on a dit ci-dessus que cela se fait pour chaque corps seul & isolé, devient quelquefois impossible. Alors, il paroît qu'il arrive, de trois choses, l'une,

Ou les atmospheres électriques se réunissent & se confondent, pour ne plus faire qu'un seul foyer d'action, dont la profondeur est rapportée au centre même des différents corps, sans être relative à aucun d'eux en particulier.

Ou bien, parmi ces atmospheres réunis, un seul est assez dominant pour attirer ou détruire les autres; & dans ce cas, l'indication de la profondeur, ne porte que sur le corps duquel émane cet atmosphere principal.

Ou enfin, les différents foyers d'action électrique, quoique placés les uns au-dessus des autres, sont assez éloignés & assez distincts, pour que leurs atmospheres agissent séparément; & alors, leur profondeur respective est indiquée sucessivement, par le procédé ordinaire de la marche latérale de *Bléton*.... Je vais donner des exemples de tout cela.

Qu'on se rappelle auparavant ici, les expériences dont j'ai rendu compte ci-dessus, & desquelles il résulte, que sur tous les courans d'eau artificiels, simples & isolés; que sur tous les dépôts quelconques, de métaux & de houille, enfouis séparément; *Bléton*, je le répete, ne se trompe jamais dans les indications, ni pour les positions, ni pour les profondeurs. Qu'on se rappelle aussi, qu'indépendamment des impressions très-distinctes de *Bléton*, sur plusieurs d'entre les corps fossiles précédemment indiqués, les baguettes éprouvent encore des mouvements différents & totalement opposés; & que ces deux moyens réunis, co-existants, suffisent quelquefois pour annoncer même la nature de ces corps. Sur les courants d'eaux chaudes & froides, sur le fer & ses mines, sur les charbons de terre, les baguettes se meuvent & se tournent constamment d'arriere en avant. Sur tous les autres métaux & sur le soufre, le mouvement de rotation également continuel, se fait en sens contraire. Quant au mouvement rétrograde ou répulsif, que j'appelle aussi le *contre-coup* ou *le retour* des baguettes, indiquant la profondeur des corps, il n'arrive tel, c'est-à-dire, *rétrograde*, que sur les corps de la premiere division, les eaux, les mines de fer, & les dépôts de charbon de terre. Sur tous les corps de la seconde division, le contre-coup des baguettes, pour marquer les profondeurs, arrive dans le même sens que le premier mouvement, sur la position perpendiculaire des corps. Mais dans l'un & l'autre cas, ces baguettes ne font qu'un seul tour sur leur axe. La distinction de ces quatre mouvements, qui ne varient jamais, doit ce me semble, jetter le plus grand jour sur la théorie des atmospheres électriques souterrains, & sur le méchanisme de leur action *intensive* ou *répulsive*, par rapport aux corps organiques. N'est-ce pas en effet une chose très-digne de remarque, que l'action premiere & directe de l'atmosphere électrique du fer, par exemple, produise dans les baguettes une impulsion contraire à celle du cuivre, sur le point vertical de chaque dépôt; & que le mouvement secondaire ou rétrograde de ces mêmes baguettes, indiquant la profondeur dans le premier cas, correspondeà à leur mouvement primitif, indiquant la perpendiculaire dans le second cas? S'il est permis de rapprocher ce double effet d'électricité souterraine, de la regle générale que nous avons posée, ne pourra-t-on pas dire que sur le point vertical des dépôts de fer, l'électricité est *effluente* ; & que sur ceux de cuivre, elle est *affluente*, relativement au corps organique qui la reçoit & la transmet ?

Quoi qu'il en soit, comme il s'agit moins ici d'expliquer les faits, que de les accumuler, je continue l'histoire de mes expériences. Celles-ci, comme je l'ai annoncé, seront relatives aux foyers d'action électrique, combinée ou composée.

Sur des courants d'eau artificiels connus, peu profonds, j'ai fait enfouir séparément de la mine de fer & de charbon de terre, environ un quintal de chacune, dans des petites fosses de trois à quatre pieds de profondeur, celle des courants d'eau étant de dix à douze pieds. L'action sur le corps de *Bléton* & sur ses baguettes, a été constamment plus forte dans les endroits de ces dépôts de mines, que dans le reste du trajet des seuls courants d'eau ; & leur profondeur respective a été indiquée avec la plus grande précision. Mais, sur des sources naturelles, très-profondes, par exemple, de soixante à quatre-vingt pieds, j'ai vu que la profondeur des dépôts de mines, de quatre ou cinq pieds seulement, étoit indiquée séparément de celle de la source ; ensorte que le premier retour des baguettes avoit lieu à quatre ou cinq pieds du point vertical de la source & des dépôts de mines, & que le second n'arrivoit qu'à soixante ou quatre-vingt pieds du premier.

Si, au lieu de placer séparément les deux minéraux précédents sur les courants d'eau, on les enfouit l'un au-dessus de l'autre à la profondeur de six & de trois pieds, *Bléton* ne sent l'impression que d'un seul, à la vérité double de ce qu'elle seroit, si chacun étoit déposé dans un endroit différent ; mais l'indication de leur profondeur respective, est donnée par un double mouvement rétrograde, dont l'un a trois pieds, & l'autre a six pieds de distance du foyer.

Je n'ai pas rencontré jusqu'à présent dans mes courses, d'exemples de mines de fer placées sur des mines de charbon de terre, & réciproquement. Je présume que, dans ces cas, il seroit difficile que *Bléton* pût distinguer l'une de l'autre, à cause de l'analogie & de la presque identité des impressions qu'elles font sur lui ; quoique, comme je l'ai dit plus haut, il ne les confonde jamais, lorsqu'elles sont séparées. Mais j'ai trouvé très-fréquemment des mines de fer & de charbon de terre ayant au-dessus ou au-dessous d'elles, des courants d'eaux chaudes ou froides. Alors, les impressions sont très-distinctes pour chaque corps ; mais il m'a paru que les mesures de leur profondeur données par les doubles ou triples *contre-coups* des baguettes, n'étoient pas toujours conformes aux positions, ou réelles ou relatives de ces corps. On ne pourra cependant avoir sur cela, des résultats bien certains, que par un plus grand nombre de fouilles dans l'exploitation des mines que j'ai parcourues.

J'ai vu des fréquents exemples de sources froides, coulant au-dessus ou à travers des filons de charbon de terre; & il m'est arrivé plusieurs fois en suivant ces sources jusqu'aux lieux de leur jaillissement, de reconnoître dans celle dont la profondeur avoit été jugée la même que celle du charbon de terre, & non dans les autres moins profondes, un goût amer & bitumineux, qui décéloit leur communication avec ce fossile. D'autrefois, tombant sur des puits pratiqués pour l'extraction du charbon de terre, j'ai eu occasion de vérifier les rapports & les différences de profondeur entre les eaux courantes & les dépôts de charbon. Les minieres des montagnes de Vosges & des côteaux de Lorraine, celles des bords de la *Loire*, celles de *Montcenis*, m'ont fournis ces exemples.

En poursuivant la source chaude, qui de ces dernieres montagnes, va jaillir à *Bourbon-*

bon-Lancy, il s'est rencontré sur notre route plusieurs points de croisement de cette source par des courants d'eau froide, les bancs de charbon de terre se trouvant en outre placés entre deux, quelquefois avec des différences très-considérables dans les profondeurs. Ce qui paroît prouver que Bléton, indiquant à la fois la présence de ces trois sortes de corps sous ses pieds, en discernoit aussi la profondeur alternativement, sans qu'une opération gênât l'autre; c'est que ces indications sur les triples foyers, répétées ensuite dans les endroits où chaque corps étoit séparé des autres, les résultats en étoient presque toujours correspondants. Quoique je n'aie pas eu encore la satisfaction de vérifier par des fouilles, comme je l'ai demandé à l'Administration, les procédés de Bléton, pour trouver la profondeur des sources chaudes dans leurs écoulements naturels, qui sont en général très-profonds; cependant, je suis autorisé à croire que tout s'y passe, comme dans les

N

épreuves faites fur les fources froides qui ont été fouillées.

Parmi les exemples nombreux, que j'ai vus de la rencontre & du croisement des courants d'eaux chaudes & froides, je vais en rapporter quelques-uns des principaux.

A *Vichi*, un écoulement artificiel d'eau froide, allant à l'hôpital, traverse à environ cinquante toises de la Ville, la grande fource chaude, qui, après avoir donné un rameau d'environ deux pouces, pour ce qu'on appelle le *Boulet* de l'Hôpital, va fournir par huit ou dix rameaux différents à l'établissement des bains situés à un demi-quart de lieue plus loin. *Bléton* ayant pourfuivi cette fource chaude depuis le plateau du *Vernet*, diftant de plus d'une lieue, fans avoir trouvé d'autre ramification, que celle de cinq à fix lignes, qui va aboutir à la maifon *des Céleftins*, s'arrêta fur le croifement de l'eau froide qu'il indiqua à quatre ou cinq pieds de profondeur; la fource chaude étant là, suivant son rapport, profonde de cinquante & quelques pieds.

A *Bourbon l'Archambaut*, un écoulement artificiel d'eau chaude, le grand canal de décharge des bains, passe au-dessus d'une source naturelle d'eau froide, que *Bléton* avoit déjà suivie dans toute la traversée de la Ville. Il indique le point de leur croisement, par l'accélération des mouvements & la force des impressions. La profondeur respective de chacun, est marquée par deux mouvements rétrogrades, dont l'un à huit ou neuf pieds, & l'autre à dix-sept; mais il ne peut distinguer lequel des deux écoulements, chaud ou froid, est au-dessus de l'autre... Dans l'antique & très-imposant Château des *Bourbons*, qui existe encore sur un monticule à côté de *Bourbon l'Archambaut*, on trouve un superbe puits, alimenté par un foible courant d'eau froide qui part d'un étang voisin. *Bléton* a indiqué la profondeur du puits, dont l'eau est au même niveau que celle de l'étang, par la profondeur du courant d'eau qui communique de l'un à l'autre. Mais ce qu'il y a eu de plus remarquable ici, c'est que ce courant d'eau, traversant un canal souterrain du Château, *Bléton* étant au-dessus de la voûte de ce canal, a senti la double action de l'eau & du courant d'air humide, qu'il a pris pour un second courant d'eau, & dont il n'a pu mesurer la profondeur.

A *Bourbon-Lancy*, deux courants d'eau chaude, dont l'un artificiel & peu profond; l'autre naturel & très-profond, se croisant obliquement dans la cour des Fontaines, ont été indiqués avec exactitude. La profondeur du premier s'est trouvée conforme à la mesure du mouvement rétrograde; celle du second a été la même que dans un autre point du même courant, où il n'y avoit pas de double foyer d'action. Toutes les fois que cette double action est produite par deux courants de même nature, c'est-à-dire, ou d'eau chaude ou d'eau froide, la sensation reste la même, & n'est que plus forte. Alors *Bléton* ne peut reconnoître les deux courants, que parce qu'il les suit après leur croisement ou leur bifurcation. Ainsi, deux écoulements homogènes qui ont la même direction, & qui sont directement placés l'un au-dessus de l'autre, ne sont pour le Sourcier qu'un seul courant, tant qu'il est perpendiculairement au-dessus. Mais en s'écartant, pour en chercher la profondeur, il arrive deux contre-coups, qui lui annoncent les deux courrans, chacun à sa distance respective. Si au contraire des deux écoulemens, il y en a un d'eau chaude, & l'autre d'eau froide, *Bléton* les reconnoît par une sensation simultanée, très-distincte. Mais pour cela il faut que ces écoulemens soient tous les deux d'un certain volume. Car, si l'un étoit très-foible & l'autre très-fort, celui-ci feroit disparoître l'impression de l'autre. Ce qui contribue encore à faire distinguer plusieurs écoulements qui se croisent ou se joignent, c'est lorsqu'ils vont en sens contraire, parce que, comme je l'ai déja dit, l'impression est beaucoup plus forte en les remontant qu'en les descendant. Il est une autre chose encore à laquelle il faut avoir la plus grande attention dans ces épreuves sur les courans artificiels d'eau chaude ou froide, lorsqu'ils sont sous des voûtes plus ou moins élevées au-dessus de l'eau. Alors les courans d'air humide, faisant la même impression que ceux de l'eau, jettent dans des erreurs inévitables, sur la force, la nature & la profondeur de ces courans. Il m'est arrivé plusieurs fois d'intercepter les courans d'eau dans ces aqueducs, & de n'appercevoir qu'une foible diminution dans l'impression produite par le seul courant d'air. Ça été sur-tout pour les aqueducs des eaux chaudes, sous lesquels l'air circulant est surchargé d'une plus grande quantité de vapeurs. A *Bourbon-Lancy*, j'ai eu l'occasion de répéter plusieurs de ces curieuses expériences. *Bléton* y a très-exactement suivi de nouveaux aqueducs, tant d'eau chaude que d'eau froide, connus des seules personnes éclairées auxquelles je l'avois livré pour ces expériences.

A *Bourbonnes les Bains*, la grande source chaude après avoir décrit plusieurs coudes & fait même des détours assez considérables à travers les côteaux & les plaines qu'elle parcourt, arrive dans la ville, sans avoir éprouvé aucune division. A l'endroit de son premier jaillissement, elle se partage en trois branches, dont l'une moyenne, fournit au puits quarré que l'on appelle *la Source*; une seconde plus considérable à droite va jaillir à 12 ou 15 toises dans le grand bâtiment des *Bains* publics; la troisième enfin qui est la plus petite, & qui tient la gauche, fait à travers le bas de la ville un trajet de 150 à 200 toises pour aller se rendre dans le *Bain patrice*, à l'Hôpital militaire. Dans cette traversée, le rameau d'eau chaude conservant toujours à peu-près la même profondeur qu'au moment de sa division, passe par-dessous l'écoulement d'une source froide que *Bléton* a distinguée, & qu'il a suivie jusqu'à son aboutissant dans un ancien puits comblé & recouvert de pavé au milieu d'une rue. Les témoins ont déclaré que cette fource, autrefois connue, étoit falée de fel marin, comme celui des eaux chaudes, & que même elle avoit été exploitée pour en tirer ce fel. Sa profondeur, à l'endroit de fon croifement avec la fource chaude, a été marqué à 27 pieds, & celle de l'autre, à 52 ; ce qui annonce qu'il n'y a pas eu autrefois, & qu'aujourd'hui il n'y a pas non plus de communication entre ces deux fources falées. Mais n'eft-il pas vrai-femblable qu'elles tiennent leur falure du même foyer de minéralité, & que ce foyer n'eft pas le même que celui de l'échauffement de l'une de ces fources ? toutes deux paroiffent venir du même côté. J'ai remonté la fource chaude à près de deux lieues, fans atteindre fon origine, que je foupçonne être au delà de *Varenne*, ou vers les marais de *Champigny*. La préfence d'une terre tourbeufe dans un vallon affez profond y annonce, m'a-t-on dit, celle du charbon de terre, fans lequel, je le répete, il n'y a pas de fource chaude.

Quant à la source froide & salée de *Bourbonnes*, je me propose de la suivre une autre fois, & de chercher les mines de sel à travers lesquelles elle se charge, & qui sont probablement aussi celles que rencontre, dans son cours, la source chaude de *Bourbonnes*.

Je pourrois rapporter encore bien d'autres exemples de la rencontre & du croisement des sources chaudes ou froides entre elles, pour prouver de plus en plus la double & distincte action qu'exercent sur le corps & sur les baguettes de *Bléton*, ces différens courans, soit pour en marquer la présence, soit pour en indiquer la profondeur. A *Plombieres*, la petite source froide & ferrugineuse, ditte de *Bourdeille*, traverse obliquement au milieu de la promenade de la Papeterie, la grande source chaude; la premiere venant de la montagne au midi, a 15 ou 16 pieds de profondeur, l'autre ayant là 105 pieds, & descendant de la montagne qui ferme la vallée vers l'est. Il n'est pas inutile de remarquer ici, en passant, que sur le flanc de cette montagne, dans toute la largeur qu'occupe l'écoulement de la grande source chaude, la terre retentit au moindre choc, suivant la direction même de la source, & que sur le plateau de la montagne, toujours dans la même direction, il y a une dépression marquée qui indique le cours de la source, jusque sous l'étang de ***, Paroisse de *Valdajol*. Ce n'est qu'à la chûte de la montagne, en face de la papeterie, à 60 pas de la pointe de la promenade, que se fait la premiere division de la grande source chaude. Une branche que j'estime être d'environ deux pouces, s'en détache à gauche & traversant obliquement sous la montagne au midi, va jaillir à mi-côte en remontant beaucoup, à partir du point de sa division, derriere la maison de *Simon Lau*: ici on l'a receuillie dans un bassin assez mal fait qui en laisse échapper un rameau dont je parlerai tout à l'heure. La seconde division d'un demi-pouce au plus de la grande source, se fait à 15 pas en deçà du pont d'entrée de la promenade à droite, & va aboutir en remontant une petite partie de la montagne au nord, bans la maison de *Miller*, où elle est aussi fort mal recueillie. Toutes les autres ramifications de la mere-source, au nombre de 9 ou 10, ne se font plus qu'au dessous de l'Eglise paroissiale de Plombieres, en descendant la rue, & fournissent avec des degrés de chaleur différents, presque toujours proportionnés aux volumes, à toutes les fontaines, aux bains & aux étuves. Le seul rameau qui s'échappe & va jaillir au-delà de ce bourg, part de la maison de *Simon Lau*, traverse la route de *Luxeuil*, & descend dans la petite riviere, à 30 pas environ, au dessous du moulin. C'est au milieu même de cette riviere qu'il sort de terre en bouillonnant & en échauffant sensiblement l'eau froide qui le couvre. Il s'en échappe de grosses bulles d'air que j'ai receuiili, & qui est absolument le même que celui qui se dégage des autres sources chaudes. Au moment où j'écris ceci, personne ne connoît encore à *Plombieres* l'existence de ce jet d'eau chaude, au milieu de l'eau froide, où *Bléton* seul pouvoit le découvrir. J'invite les incrédules, s'il en est encore sur le compte de ce Sourcier, à aller s'en assurer. Ils pourront, comme je l'ai fait, enfoncer leur bras au dessous de l'eau froide & un peu avant dans le gravier, pour y recevoir l'impression toute entiere du jet d'eau chaude que j'ai évaluée à 35 ou 36 degrés. Je pourrois citer, par centaines, des faits aussi saillans & tout aussi probans que celui-là, en faveur de *Bléton*. Mais à quoi servent les faits, pour une certaine classe de Lecteurs, & n'en ai-je déja pas trop cités pour les autres?

Au reste, le fait dont il est question ici, suggere une réflexion qu'il ne faut point passer sous silence; c'est que l'eau en masse coulant à la surface de la terre, n'intercepte point les impressions des courans d'eau souterrains, pas plus que deux écoulemens souterrains ne le font sur l'autre. Il en est de même des eaux stagnantes intérieures ou extérieures, en grande ou en petites masses, celles des étangs, des bassins, des marais, &c. Dans tous ces cas, l'eau sert de milieu comme les couches de terres ou de pierres, & est propre à transmettre, sans aucune déviation, à ce qu'il paroît, les émanations électriques des courans d'eau souterrains. La même chose a lieu pour les foyers, ou les atmospheres électrisés des minéraux. J'ai pu, avec *Bléton*, dans des bateaux, suivre le cours de la source chaude de *Bourbon-Lancy* & des filons de charbon de terre qui l'accompagnent, en traversant la riviere d'*Arroux*. J'ai fait la même chose sur des étangs pour le charbon de terre seul. Je me propose de les tenter encore pour d'autres recherches & nommément pour trouver le foyer d'échauffement de la source de *Balaruc*, qui probablement est sous la mer. Quoique le bois dont sont composés les bateaux diminue de beaucoup l'action des foyers d'électricité souterraine, cependant sur ceux-ci, qui sont très-puissans, il en reste encore assez, (si toutefois les bateaux ne sont pas goudronnés) pour qu'elle se manifeste sur le corps & sur les baguettes de *Bléton*, même pour produire les deux phénomenes qui marquent les profondeurs. Cette action électrique est telle sur la terre que même à cheval, ou en voiture, au pas, elle se fait ressentir à ne jamais s'y tromper. J'ai fait de l'une & l'autre maniere, à différentes reprises, de très-grands trajets sur des filons de mines de fer & de charbon de terre. Toujours les indications de *Bléton* se sont trouvées conformes à celles que je lui faisois répéter à pied, sur les mêmes corps.

Je ne peux pas répondre encore de la même exactitude dans les résultats des expériences que j'ai faites sur des masses d'eau courantes ou stagnantes interposées. Il seroit possible que l'impression foible, vague & générale que *Bléton* éprouve sur ces masses d'eau, apportât quelques changemens dans les effets de la commotion forte qu'il ressent sur les vrais foyers électriques souterrains. Cependant sur des marais très-mouvans & sur des étangs, j'ai tout lieu de croire que la vraie position des sources chaudes & des dépôts de houille, placés au-dessous, a été plusieurs fois indiquée avec précision par nos procédés. A 4 ou 5 cent toises de *Bourbon-Lancy*, la grande source chaude passe sous un puits dont l'eau n'a pas empêché que *Bléton* ne sentît ces impressions & n'indiquât la profondeur du courant d'eau chaude, comme il le faisoit à une ou deux toises de ce puits. à *S. Valbert* près de *Fougeroles*, en Vosge, *Bléton* placé sur l'écluse du moulin, & soutenu par le moyen d'une planche à la surface de l'eau, a marqué de la même maniere qu'à côté de l'écluse, la présence & la profondeur d'un grand courant d'eau chaude qui passe à 80 pieds par-dessous. C'est ce courant que nous avons dit précédemment se détacher du bassin originaire de la source chaude de *Luxeuil*, & qui va, après trois ou quatre lieues de trajet, se perdre dans la forêt de *Fontenoy*.

La portion de cette source qui se rend à *Luxeuil*, ne fait guere qu'une lieue & un quart ; elle ne se divise d'abord en deux branches qu'à 70 pas du magnifique bâtiment des bains ; chaque branche dont la droite est de beaucoup la plus forte, se soudivise ensuite en plusieurs rameaux, qui fournissent aux différents bains chauds & tempérés de ce superbe établissement. Il s'y trouve aussi des écoulemens d'eau froide, que *Bléton* a constamment distingués des chauds. De l'un de ces derniers, se détache un faible filet d'eau que l'on a fait aboutir à un petit bassin appellé *Source pour les yeux*. Son jet est intermittent, & j'ai observé que *Bléton*, placé perpendiculairement au-dessus du petit canal qui porte cette eau, éprouvoit dans ses mouvemens les mêmes intermittences. J'en augmentois à volonté la durée, en bouchant avec le pouce l'ouverture extérieure du tuyau. Je remarquerai à ce sujet que, toutes les fois que j'ai été à portée de faire de ces expériences, en lâchant & en arrêtant alternativement

tivement les courans d'eau dans leurs canaux, la simple ondulation qui subsiste encore plus ou moins dans les canaux fermés, suffit pour perpétuer un reste d'action sur le corps & sur les baguettes de *Bléton* ; action qui cesse ensuite totalement, lorsque tout mouvement de l'eau a cessé, & que le canal qui la renferme n'est pas fait de métal. Dans ce dernier cas, *Bléton*, ne manque jamais de ressentir encore quelqu'impression ; mais sans pouvoir pour l'ordinaire la caractériser, vu la petite quantité de métal. D'ailleurs sur les canaux metalliques, dans lesquels l'eau est courante, l'action de celle-ci est tellement dominante sur celle du métal, que cette derniere devient nulle, ou du moins qu'elle n'est pas distincte de celle de l'eau, & que *Bléton* ne peut dire si les canaux sont de métail, de bois ou de tout autre matiere.

Ceci me ramene à dire encore quelques mots des foyers électriques naturels, composés de courans d'eau & de filons métalliques, ou bitumineux. L'exemple le plus remarquable que j'aie à citer, est ce qui m'est arrivé à *Montcenis*. Sur le flanc d'une des montagnes voisines, on avoit soupçonné l'existence d'une mine de plomb. *Bléton* y est conduit par les concessionnaires, & découvre 4 ou 5 filons tous parallèles d'un minéral qu'il déclare être de plomb, ou de cuivre, & que les témoins jugent être de plomb, sur les indices antérieurs qu'ils en avoient. Sur un de ces filons très-large, *Bléton* indique un courant d'eau, dont il marque la profondeur & la largeur, & qu'il suit jusqu'à son jaillissement au bas de la montagne un peu plus loin que l'endroit où se termine le filon métallique. C'est-là que j'ai observé pour la premiere fois les deux mouvemens opposés des baguettes. Tant que *Bléton* étoit placé sur le métal seul, le mouvement circulaire très-fort & très-rapide, se faisoit d'avant en arriere. Mais dès l'instant qu'il mettoit le pied sur le trajet de la source, quoique toujours sur la mine, la rotation s'établissoit tout aussi rapidement d'arriere en avant, & puis, deux pas après, la baguette reprenoit son premier mouvement, indicateur de la seule présence du métal. J'ai répété, comme on peut le croire, bien des fois cette expérience, dans tout le trajet du filon que parcouroit la source. Je l'ai répété aussi dans les endroits où la source & le filon étoient séparés. Je n'ai pas vu de différence bien marquée dans les deux mouvements successifs & opposés des baguettes, quant à son intensité sur les différents points des foyers d'action simple ou d'action composée : ce qui porteroit à croire que l'action de l'un ne contrarie pas celle de l'autre, quoique simultanée ; mais j'ai besoin encore de varier ces épreuves & de les répéter sur des foyers mieux connus ou disposés exprès, pour bien m'assurer de cet étonnant résultat. Il ne me paroît pas moins concluant, d'après celles-là seules, que dans les foyers électriques souterrains, aqueux & métalliques, l'électricité des premiers que j'ai appellée *effluente*, l'emporte toujours fur l'électricité *affluente* des autres, & en outre, que ces deux fortes d'électricité ne fe confondent jamais. En voici encore une nouvelle preuve.

Sur des mines de fer en filons, ou en couches, en nappes, dans le *Charolais* & le *Bourbonnais*, nous avons trouvé plufieurs fois des fources d'eau froide peu profondes, croifant ou longeant ces dépôts métalliques. La double action électrique de ces foyers combinés, étant abfolument la même, non par les fenfations qu'elle produit fur le corps de *Bléton*, mais quant au mouvement qu'elle imprime à fes baguettes, on a toujours pu remarquer une accélération dans ce mouvement, en proportion des dépôts métalliques & des courans d'eau réunis ; tandis que fur chacun d'eux féparés & ifolés, le mouvement eft conftamment moindre. J'ai vu bien des fois auffi cette fimple & double action congénère fur les charbons de terre & les courans d'eau enfouis dans les mêmes terrains, à des profondeurs différentes.

Dans tous ces cas, le mouvement rétrograde des baguettes, marquant ces profondeurs, arrive autant de fois qu'il y a de fpheres d'action différentes, mais toujours dans le même fens pour chacune d'elles, & toujours auffi dans le fens oppofé au mouvement primitif qui a eu lieu fur le point vertical de ces atmofpheres électriques. Au contraire, fur les mines de plomb ou de cuivre, lorfqu'il fe trouve un courant d'eau, les baguettes, après avoir éprouvé alternativement deux mouvements diamétralement oppofés, comme nous l'avons dit ci-deffus, font appercevoir fucceffivement deux mouvements femblables, aux termes de diftance relatifs à la profondeur de chaque corps; de maniere que le mouvement indiquant la profondeur de la mine fe fait dans le même fens que celui qui marque fa pofition verticale, c'eft-à-dire, d'avant en arriere, & par conféquent pareil à celui que nous appellons *rétrograde* ou *répulfif* & qui dénote la profondeur de la fource. Nous avons donné fur ces faits, en apparence opposés, nos conjectures qui supposent toujours le double ressort, co-existant dans les mêmes foyers, des deux sortes d'électricité ; mais, nous le répétons, ce ne sont encore que des conjectures sur le point le plus difficile & le plus compliqué de toute cette Physique nouvelle.

Avant de chercher à approfondir encore davantage cette grande difficulté, il nous reste à rapporter un dernier exemple de la complication des foyers aqueux & métalliques d'électricité souterraine. A *Contrexeville* en Lorraine, la grande source minérale a été suivie plus de deux lieues, ayant toujours tantôt au dessus, tantôt à côté d'elle, un énorme filon de mine de fer, excepté dans le trajet des 600 dernieres toises qu'elle parcourt seule pour arriver à Contrexeville. C'est à environ 200 pas de l'angle du bois de *Silou*, au nord, que se termine en pointe le filon métallique. Il m'a toujours été facile d'appercevoir par l'accélération des baguettes, & par le redoublement des mouvements convulsifs du systême musculaire, les points où le filon de fer, & le courant d'eau se croisent obliquement, ceux où celui-là recouvre celui-ci, & ceux enfin où ils marchent paralellement à quelques pas de distance. Leur profondeur respective, dans tout ce trajet, varie très-peu, & il y a en effet très-peu de pente dans le plateau qu'ils traversent. Une chose digne de remarque, c'est que, vers le milieu de ce plateau, il se trouve précisément sur le lit de la source & du filon, deux enfoncemens circulaires en cônes d'environ 15 ou 20 pieds de profondeur.

Je suis très-porté à croire que ces éboulemens de terre placés à 4 ou 5 cent toises l'un de l'autre, sur la même ligne, ont été le résultat de quelque secousse souterraine un peu forte, à laquelle le courant d'eau & le filon métallique ont servi de foyer & de conducteur. Cela est analogue à ce que j'ai vu ailleurs encore, à ce que j'ai rapporté ci-dessus de la source de

Plombieres ; à ce que j'ai observé au sujet du tremblement de terre du 6 Juillet dernier ; enfin, à l'apperçu général que j'ai donné sur la formation & la direction des orages souterrains, comparés aux orages atmosphériques. Il ne sera pas hors de propos de rapporter ici que, lors du fameux tremblement de terre de *Lisbonne*, la grande source chaude de *Bourbon-l'Archambaut*, éloignée de quelques centaines de lieues de *Portugal*, s'éleva subitement de 8 ou 9 pieds dans les trois bassins en forme de puits contigus qui la reçoivent. L'eau garda ce niveau forcé, & resta trouble pendant 24 heures, après lesquelles on la vit reprendre, aux deux égards, son état naturel. Je connois telle autre source minérale, & nommément celle de *Pirmont*, en Allemagne, qui sert souvent d'indice certain aux approches d'un orage, par les coups redoublés qu'elle fait entendre dans son cours sous terre & par la mophete qu'elle exhale dans son bassin. C'est sur-tout aux grandes sources profondes, qui émanent des hautes montagnes, & dont les réservoirs primitifs font environnés de forts dépôts de charbon de terre, ou de métaux, qu'il appartient, & qu'il arrive en effet de produire de ces fortes de phénomènes éclatans d'électricité, ou de foudre fouterraine. C'est enfin, je le repete encore, à cette incontestable propriété des courans d'eau, des métaux, des charbons de terre, d'être les conducteurs de cette électricité naturelle & renforcée, qu'est due la faculté tout aussi incontestable de l'électrophore *Bléton*, de sentir invariablement, & d'indiquer ces différens corps fouterrains.

Mais voici encore une extension bien plus étonnante de cette faculté ; extension qui n'existe pas telle, à ce qu'il paroît, dans d'autres individus de cette classe, du moins au même degré d'évidence & de précision. Sur les foyers d'action électrique, composés de plusieurs corps ou homogènes ou hétérogenes, non-seulement l'accélération du mouvement circulaire des baguettes, le renfoncement du mouvement convulsif des muscles, ont lieu d'une manière évidente, sur le point vertical de ces corps fossiles ; mais même on y observe la sensation distincte & simultanée, relative à plusieurs d'entre eux, & suffisante pour les caractériser. Non-seulement encore la surcharge d'électricité acquise sur la perpendiculaire de ces foyers composés, se dénote par ces trois moyens réunis sur le corps de *Bléton* ; mais il arrive aussi qu'en s'éloignant de cette perpendiculaire, la décharge électrique du corps, & le mouvement rétrograde des baguettes, s'operent successivement, autant de fois qu'il y a d'atmosphères différens, & aux distances respectives, indiquant la profondeur de chacun d'eux. Enfin on observe, & ceci est plus remarquable encore, cette décharge successive & ce mouvement rétrograde, tenant à l'action des corps éloignés, alors même que *Bléton* se trouve placé directement sur d'autres corps, ou homogènes ou hétérogènes, pareillement électriques.

Ainsi, par exemple, à la bifurcation d'une source on d'un filon de métal, de houille, *Bléton* indiquera la profondeur d'une branche, en continuant de marcher sur l'autre, & tout en éprouvant sur cette derniere, les symptômes de la présence verticale. Ainsi, lorsque plusieurs courans d'eau, ou plusieurs filons de minéraux, sont placés les uns à côté des autres, avec des bancs de pierre ou de terre intermédiaire, *Bléton*, en les traversant, les marque tous à mesure, tant qu'il passe verticalement au dessus, cessant de les sentir dans les intervales, & il en mesure successivement les profondeurs, soit que l'espace latéral, qu'il parcourt pour cela, ait son terme dans les points intermédiaires des filons ou des courans d'eaux, soit que ce terme aboutisse précisément sur les points perpendiculaires des courans, ou des filons subséquens. Enfin la même chose arrive, lorsqu'il se trouve dans les mêmes continens, ou pêle mêle, ou alternativement, des filons métalliques, ou de charbon de terre, des courans d'eau chaude, ou froide, &c.

Dans tous ces cas, je le répete encore, l'électrophore organique, fucceffivement pénétré, alternativement ému par les faifceaux électriques perpendiculaires de chaque atmofphère, retrouve alternativement auffi, aux extrémités de chaque bafe des triangles formés par les faifceaux obliques ou divergens de ces atmofphères, fon équilibre d'électricité, par rapport à celle des milieux ambians de la terre & de l'air : de maniere que, s'il y a parallelement deux, trois ou quatre filons diftincts de charbon de terre ou de fer, avec une ou plufieurs fources froides ou chaudes, ayant la même direction que ces filons, entre lefquels elles coulent, on obferve autant de fois fur les uns & les autres, & dans toute leur étendue, commotion, rotation, & fenfation, diftinctes ; enfuite, fufpenfion de tout cela dans les efpaces intermédiaires : de même auffi fe fuccedent, aux diftances latérales refpectives, le foubrefaut mufculaire de la décharge du corps, le sentiment de détente au diaphragme & d'allégement général qui accompagne cette décharge, enfin le contrecoup répulsif des baguettes; & lorsque ces trois derniers indices, toujours simultanés, de l'éloignement égal à la profondeur d'un filon ou d'une source, arrivent sur le point vertical d'un autre filon, ou d'une autre source, ils font cesser instantanément les trois signes indicateurs de la présence de ces derniers. Mais, l'instant d'après, ces signes reparoissent, & ainsi de suite sur les autres foyers.

Il faut donc conclure de-là 1°. Que les atmosphères électiques de ces divers foyers aqueux, métalliques, bitumineux, sont distincts & séparés, & que les rayons collatéraux ou divergens de chaque atmosphère se croisent réciproquement entre eux, sans se confondre ni se détruire. 2°. Que ces rayons, de côté & d'autre, exercent une action différente de celle des rayons ou faisceaux directs qui tiennent le milieu; action répartie également sur toute l'étendue & sur toutes les faces des corps souterrains qui la produisent. 3°. Que cette double action, de quelque corps qu'elle parte, est congénère quant au fonds, quoique distincte à plusieurs égards, & qu'elle s'acroît ou se succede, à raison des corps placés aux dessus ou à côté les uns des autres ; de maniere à ce que celle d'un corps soit sentie à travers & indépendamment de l'atmosphère de l'autre corps. 4°. Enfin, que dans tous ces cas, les symptômes de l'électricité effluente ou *centrifuge*, ceux de l'électricité affluente ou *centripete*, sont constamment marqués, alternatifs, ou simultanés, & jamais opposés, ni exclusifs. En un mot, il paroît que l'*intension* & la *rémission* électrique qu'éprouve sur les différens points de ces atmotsphères souterrains l'organisme animal, doué d'une constitution nerveuse, exquise à cet égard, correspondent toujours à l'action *impulsive* ou *répulsive* de l'électricité minérale, mise en jeu & concentrée autour de ces foyers, sans que l'une de ces actions, soit destructive de l'autre.

Physique & Médicinal. 223

Les corollaires que l'on vient de lire, tout furprenants & tout éloignés qu'ils peuvent paroître de la fphère actuelle des connoiffances fur l'électricité, n'en font pas moins fondés fur des principes, & ces principes, fur des faits qu'il eft impoffible de révoquer en doute. Je ne crains pas d'exagérer, en avançant que ces faits ont été obfervés &, bien obfervés, plus de mille fois chacun, dans les voyages de fept à huit cents lieues que j'ai faits l'Automne dernier avec *Bléton*. Le fouvenir le plus récent & le plus entier, la defcription la plus exacte prife à mefure, fuffifent à peine pour me retracer aujourd'hui le tableau fidel de ces étonnantes épreuves, qui ont eu d'ailleurs, dans toutes les Provinces que j'ai parcourues, autant d'approbateurs que de témoins (14).

---

(14) L'Editeur de cet Ouvrage trouve dans les notes marginales des manufcrits de l'Auteur, le paffage fuivant: « Excepté le jovial Jardinier de la Commanderie de *Bar-* » *don*, près de Moulins en Bourbonnois, lequel s'eft » montré prefque auffi incrédule & tout auffi gauchement » que tel Académicien ».

De tels résultats ramenés au système général de la Physique, feront appercevoir, comme je l'ai déja dit, ce qu'un sens de plus dans l'espece humaine, ou plutôt ce que l'extension prodigieuse du premier de tous les sens, de celui que j'ai nommé sens *nerveux-electrique*, commun à tous les hommes, peut faire faire de progrès dans la Physique occulte, (voyez Michel Montaigne, qui en valoit bien un autre).

Le fluide de l'électricité, plus répandu, plus puissant autour de nous, que le fluide de la lumiere; ne deviendra-t-il pas aussi un moyen plus puissant & plus vaste pour étendre nos connoissances, nos relations, notre correspondance, tant à la surface que dans l'intérieur de notre globe ? Ne pourra-t-on parvenir, à force d'étude & d'instruments, à aggrandir, à perfectionner le sens individuel de l'électricité, comme on a fait pour celui de la lumiere ? Et qu'on ne croie pas que la comparaison que je fais ici, soit illusoire & sans fondement. Elle deviendra plus frappante encore, à mesure que

que l'on saisira mieux les rapports essen-
tiels qui existent entre la matiere électrique
& la matiere lumineuse; & quant à leur
composition intrinseque, & quant au méchanisme de leur action sur la trame nerveuse qui constitue l'organisation des sens,
primitif & secondaires. On a déja dit quelque chose de ces rapports dans ce qui pré-
cede, en considérant sous tous ses aspects,
le phénomène des impressions diverses, que
produisent sur les différentes parties de cette
organisation, les corps électriques souterrains; impressions quelquefois analogues
à celles qui établissent ou qui suppléent le
méchanisme de la vision. D'un autre côté,
je peux citer encore des faits, qui paroif-
sent rapprocher à quelques égards, les phénomènes d'Optique & d'Electricité.

Ces faits, qui m'ont été en partie com-
muniqués, semblent en effet prouver que
le fluide électrique suit quelquefois dans
ses mouvements, les mêmes loix de *divergence*, de *réfraction* & de *réflexion*, que

l'on observe pour le fluide lumineux. En voici quelques exemples.

Un courant d'eau de six pouces de large, profond de huit pieds seulement, présente à la surface de la terre, une sphère d'action électrique de plus d'un pied; laquelle sphère est indiquée par la commotion forte qu'éprouve le Sourcier, tant qu'il est placé perpendiculairement sur cet espace, que j'appelle celui des rayons ou faisceaux électriques directs. Mais si le même courant d'eau, large de six pouces, a une profondeur sous terre, de quarante ou cinquante pieds, la commotion indiquant la présence perpendiculaire du courant, durera l'espace de deux ou trois pieds sur la terre. Il m'a toujours paru, à volume d'eau égal, que la sphère d'action des sources chaudes, étoit plus étendue que celle des sources froides; mais cela varie encore, à ce que je crois, suivant l'état & les degrés de l'électricité ambiante, nommément de l'atmosphère, plus ou moins surchargé d'humidité, de brouillards, d'orages, &c.

Une autre preuve que les rayons électriques divergent, à mesure qu'ils s'éloignent de leur foyer, c'est que deux blocs de fer, placés à deux toises de distance l'un de l'autre, dans une galerie souterraine profonde de trente toises, ne paroissent plus éloignés sur le terrain horisontal, que de quatre pieds. Cette expérience a été faite, en recherchant sur la terre la direction d'une galerie souterraine que l'on avoit pratiquée, afin d'aboutir à une source précédemment indiquée. Faute d'avoir bien dirigé l'opération pour couper cette source, on s'étoit dévoyé; & la galerie menée à cinquante toises, toute en *zig-zag*, se trouvoit dépasser, par côté, le foyer de la source de plus d'une toise. Pour rectifier cette opération, l'on a placé de distance en distance dans la galerie, quinze morceaux de fer, que l'on a fait chercher par *Bléton*, & par un autre individu organisé de la même maniere. Ils ont retrouvé séparément, & à des jours différents, les quinze morceaux de fer avec leur profondeur, par les mêmes procédés sur les mêmes points. Des piquets plantés sur ces indications, comprenant toute la longueur de la galerie, ont fait voir sur la montagne, la forme exacte & les coudes de cette galerie. Mais il y a eu sur le dernier point, attenant la source, un fait très-remarquable que voici : le morceau de fer placé à l'extrêmité de la galerie, une toise au-delà & par côté de la source, a fait éprouver à *Bléton* sur la montagne, la commotion à une toise en-deçà de cette même source ; de sorte que les faisceaux partant du fer & ceux partant de l'eau, se croisoient en forme de la lettre X. Ce n'est pas le seul exemple que j'aie vu d'un semblable croisement de rayons électriques entre les sources & les charbons de terre, lorsqu'ils sont placés tout près les uns des autres.

Cette espece de déviation des faisceaux, cette dérivation de la ligne perpendiculaire, fera entendre, avec ce que j'ai dit ci-dessus de la combinaison des atmosphères électriques, pourquoi, & dans quel cas il peut arriver des erreurs dans les indications sur les corps souterrains. Ajoutez à cela une autre observation, déjà confirmée par quelques faits : c'est que les rayons électriques, soit directs, soit collatéraux ; partant des foyers souterrains, paroissent éprouver dans certains cas, une sorte de réfraction, en passant d'un milieu dans l'autre, c'est-à-dire, en traversant des lits de terres ou de pierres hétérogènes ; hétérogènes & différents, quant à la propriété de transmettre cette électricité. Alors, le procédé de la marche latérale, par lequel on juge la distance du point vertical aux points collatéraux, en mesurant la profondeur des corps sur la longueur de la base du triangle, sera nécessairement fautif ; mais cette erreur, tenant à l'impression réelle, sur le système nerveux des faisceaux électriques refrangés, est tout-à-fait comparable à ce qu'on appelle *illusions d'optique*, causées par la réfraction des faisceaux de lumiere : par conséquent, ce n'est pas plus une erreur du sens nerveux-électrique dans le premier cas, que dans le second ce n'est une erreur du sens de la vue.

Ainsi, toutes les fois que les Individus privilégiés, vrais Indicateurs des courants d'eau ou des minéraux, seront placés sur les sphères électriques de ces corps, ils marqueront leur position & leur profondeur respectives, selon les symptômes divers qu'ils éprouveront, soit dans leur organisme même, susceptible de sensations & de mouvements, soit dans les instruments électrométriques dont ils se serviront. Et lorsqu'il se rencontrera, ou des causes secondes, ou des complications de sphères électriques, qui pourront faire varier ces moyens d'épreuves, il y aura nécessairement dans les résultats de ces opérations, des erreurs ou des mécomptes, que l'on parviendra probablement à rectifier, mais dont il seroit injuste d'inculper les agens, comme on ne l'a que trop fait, légérement & indiscretement.

Il me reste une derniere observation à faire sur ce sujet : indépendamment des vrais foyers d'électricité souterraine, désignés jusqu'à présent, je suis fondé à croire qu'il existe des foyers d'électricité secondaire ou communiquée. J'ai vu en effet, dans quelques cas particuliers, des courants d'eaux ou des filons de métaux, faire sur le corps & sur les baguettes de *Bléton*, des impressions dont le centre étoit rapporté sous terre à des points beaucoup moins profonds qu'ils ne devoient l'être. Les fouilles ont fait voir qu'à ces premieres profondeurs, il n'y avoit ni courant d'eaux, ni filons de métaux, mais seulement des lits de terres ou de pierres, d'une nature différente des lits précédents. *Bléton* descendu dans ces puits d'épreuves, continuoit à sentir sous ses pieds les mêmes corps, & en indiquoit ensuite les profondeurs réelles, en remontant doucement, ou par une échelle ou par une corde : d'autrefois cependant, j'ai vu encore des erreurs dans ces autres indications sur les profondeurs; & il est certain qu'à cet égard, les procédés ont besoin d'être perfectionnés.

Mais il est une remarque générale, que j'ai faite pour la premiere fois cet Automne dans le Charolais, & que j'ai confirmée depuis dans d'autres endroits. Dans tous les cas où il se trouve les uns au-dessus des autres plusieurs centres d'électricité, soit d'électricité primitive ou spontanée, soit d'électricité secondaire, communiquée ou réfléchie ; *Bléton* éprouve, à mesure qu'il s'éloigne de la perpendiculaire ou du point de commotion, un ou plusieurs mouvements répulsifs dans le système musculaire, & autant de mouvements rétrogrades dans ses baguettes, à raison des divers centres d'action électrique. Cela m'a fait voir que lorsqu'on recherche la profondeur d'un centre quelconque souterrain, sur lequel *Bléton* éprouve ses convulsions ordinaires, il faut toujours pousser la marche latérale, pour trouver la profondeur, au-delà du terme où arrivent simultanément la décharge du corps & le retour des baguettes : & lorsque ces indices se répetent successivement, deux, trois ou quatre fois, à des distances différentes, on est fondé à croire qu'il y a plusieurs centres d'action, ou réelle ou fictive, & que par conséquent il peut y avoir des erreurs dans le résultat des fouilles.

Pour parvenir à les corriger, ou du moins à les pressentir avant d'entreprendre les fouilles, j'ai tenté plusieurs moyens. Celui qui m'a le mieux réussi jusqu'à présent, a été de placer sous les pieds de *Bléton*, au moment où il va quitter le foyer souterrain qui agit sur lui, une ou plusieurs planches, qui faisant fonction d'un Isolateur imparfait, ne font que diminuer l'impression électrique des véritables foyers, & suffisent pour intercepter ceux de l'électricité secondaire ou communiquée. Alors il n'arrive qu'un seul mouvement répulsif ou rétrograde, indiquant la vraie profondeur, & les mouvements intermédiaires n'ont plus lieu.

Mais si au lieu de planches, on met sous les pieds de *Bléton* de véritables Isolateurs, de verre, de poix-résine, de soie, toute action électrique est interceptée, tant sur le point vertical des foyers, qu'à l'extrêmité des triangles formés par les rayons collatéraux des atmosphères électriques. Enfin, si on laisse *Bléton* se charger sur ce point vertical, & qu'on place successivement les moyens d'isolement sur les points intermédiaires de sa marche, excepté sur le dernier, faisant précisément l'extrêmité de la base du rectangle, la décharge du corps arrive là, & se fait de la même manière que si l'on n'eût pas employé d'Isolateurs; tandis qu'en portant sur ce seul dernier point les Isolateurs, il n'y a ni contrecoups, ni retours, & le corps se décharge insensiblement, en reprenant peu-à-peu son équilibre d'électricité avec l'air ambiant.

Tous ces faits, & une infinité d'autres analogues, que je ferai connoître ailleurs, prouvent non-seulement que le phénomène dont il s'agit, appartient irrévocablement à l'électricité souterraine agissant sur l'électricité organique, mais ils démontrent invariablement cette autre vérité sur laquelle je n'ai cessé d'insister ; savoir, que dans le méchanisme de cette action électrique de part & d'autre, il y a constamment deux modes ou deux effets alternatifs du même fluide ; celui du flux & du reflux, celui de l'intension & de la rémission ; &c. parce que dans ces atmosphères électriques naturels, il y a toujours *effluence & affluence*; *impulsion & répulsion*, &c. vérité grande & féconde, que je développerai encore davantage dans un autre volume.

P. S. Au moment où s'achèvent la rédaction & l'impression de celui-ci, *Bléton* arrive à Paris pour reprendre ses opérations. Elles se feront pendant tout l'été dans l'*Isle de France* & Provinces adjacentes. Pour l'Automne elles sont projettées en *Alsace*, en *Dauphiné* & en *Provence*.... Ce sera là cinquieme année dont j'aurois à rendre compte.(*h*).

NOTES.

(*a*) Si l'Auteur de cet Extrait, n'eût pas jugé sur parole d'autrui, le témoignage des trois anciens qu'il cite, il auroit vu peut-être que ce témoignage, interprété & réduit à sa juste valeur, n'a pas été aussi opposé au phénomène des *Sourciers* qu'on le pense communément, & qu'on l'a écrit par-tout. Pour l'honneur de ces vénérables Anciens, on ne révélera pas ici la maniere peu philosophique par laquelle ils ont cherché au contraire à faire entendre la possibilité de ce phénomene..... Quant aux trois modernes, on ne peut leur disputer la gloire de s'être élevé fortement contre son existence. Le premier, plus Philosophe que Physicien, a combattu avec succès tant d'autres erreurs, qu'on peut bien lui pardonner d'avoir méconnu, à travers ces erreurs, une vérité précieuse, en faveur, sur-tout, du desir qu'il a toujours eu de propager les vérités nouvelles. Le second, plus versé dans la science des *hautes spheres* que dans celle de notre planette, trouvera sans doute aussi *là-haut* de quoi à racheter les nombreuses bévues que lui a fait commettre *ici-bas* sa manie, de vouloir toujours s'opposer aux nouvelles découvertes. On sera peut-être étonné de trouver dans le troisieme, à ce sujet, une formule de réprobation presque philosophique, & qui se ressent à peine de la poussiere des Bibliothéques; mais cela n'empêchera pas que quiconque aura lu par hazard quelques-unes des quarante ou cinquante mille pages qu'a fait imprimer M. B. ne soit tenté de s'écrier à part lui: *où donc l'incrédulité va-t-elle se loger?*

(*b*) En général on ne trouve dans les écrits polémiques de ceux qui se sont déclarés contre le phénomène des Sourciers, que des rapsodies souvent anonymes que l'on a pris la peine de commenter, de réfuter ou de persifler; que des rapports faux ou tronqués d'expériences, faites la plupart sur des choses étrangeres à la véritable propriété des *Sourciers*; que des aveux extorqués par argent, par menaces, ou par ruses; enfin, que des preuves suffisantes pour autoriser à croire que la conduite de ces sortes d'individus obscurs, presque toujours en butte à tout le monde, a été moins une suite de leur hardiesse ou de leur cupidité, que de la défiance ou de la supercherie des autres. Tant il est vrai, & l'on n'en a que trop d'exemples, que lors même que l'on veut rechercher une vérité, le scepticisme aveugle, ou la crédulité plus aveugle encore, ne font que l'obscurcir ou la dégrader. L'Abbé *Brueys*, dans son Livre des *Diversités Morales*, a dit avec raison, & avant lui le bon *Sancho* avoit dit dans un de ses Proverbes, « que la vérité parmi nous est comme » une malheureuse étrangère, que l'on reçoit mal par- » tout, & qui essuie chaque jour une infinité de disgraces » & de contradictions ». Un des écueils les plus ordinaires des vérités nouvelles, c'est l'influence qu'on laisse prendre sur l'opinion publique, à une certaine classe d'hommes, qui, loin d'éclairer sur ces vérités, ne sont le plus souvent, par des efforts contraires, que les perturbateurs ou les prévaricateurs de cette opinion. A la vérité, l'on voit arriver quelquefois, pour la vindicte publique, le tems de cette justice distributive, qui veut que chacun reçoive le salaire de ses œuvres. Il n'est pas d'époque dans chaque siécle où l'on ne trouve à faire l'application du passage suivant tiré de la Philosophie du grand *Bacon*. « Un jour viendra que de véritables Philosophes, animés » du même esprit qui nous inspire, oseront prendre un » plus grand essor, & par la route de l'expérience, iront » arracher à la nature son voile & ses secrets. Alors il » s'élevera de la région des Sophistes, un essain nébu- » leux, qui, craignant de voir succéder le mépris à la » haine publique, fondra sur ces aigles, & ne pouvant » ni suivre, ni arrêter leur vol, s'efforcera de décrier » leur triomphe, par ses vains croassemens ». En général, si l'innovation est le caractere du bon esprit, de l'esprit qui aime la vérité, presque toujours l'imitation aveugle est celui de l'esprit à préjugés; mais le pire de tous, contre le progrès des découvertes, est l'esprit de corps ou l'esprit de parti.

(*c*) Dans le Journal de Paris du 7 Février 1784, on a publié des Observations que nous croyons pouvoir transcrire ici, sans en adopter toutefois ni les applications, ni

les conséquences. L'Auteur, anonyme, persuadé qu'on ne doit pas restraindre le pouvoir des sens de l'homme, à ne voir & sentir que ce qui est sous ses yeux & sous sa main; mais reconnoissant en outre dans l'organisme animal l'existence réelle d'un sens beaucoup plus étendu, qu'il appelle sens *nerveux-électrique*, rapproche en faveur de son nouveau système sur le méchanisme des sensations, les exemples nombreux, parmi les hommes & les animaux, de l'extrême intensité, soit des sens extérieurs qui ne fournissent chacun, qu'à quelques fonctions particulieres, soit du sens général intérieur qui comprend ce que les autres ne peuvent saisir. Les comparaisons qu'il cherche à établir entre les opérations des *Sourciers* & des *Hydroscopes*, avec les faits incontestables de *Nyctalopie*, d'*Hydrophobie* & de *Somnambulisme*; la théorie par laquelle il fait dériver ces opérations & ces faits d'un système général, disposent, sinon à la croyance, du moins à l'attention & à l'examen. « Les mêmes sens, dit-il, la vue,
» l'ouie, l'odorat ont plus ou moins d'énergie, selon les
» individus, & chez quelques-uns, cette énergie est
» portée à un degré extrême. La vue, par exemple, est
» telle chez certains animaux, qu'ils voient la nuit.
» L'espèce humaine présente aussi quelques exemples de
» *Nyctalopie* naturelle; mais ce phénomène est plus souvent accidentel. Il y a des Somnambules *Nyctalopes*:
» d'autres qui voient dans l'obscurité sans le secours des
» yeux. On cite certains insulaires d'Ecosse, qui, jouissant de ce qu'on appelle *seconde vue*, apperçoivent à

» de très-grandes diſtances, & abſolument au-delà de la
» portée de la viſion. La rage, entr'autres maladies, pa-
» roît produire ou developper la *Nyctalopie* chez les
» hommes & les animaux.

» Mais quelle peut être la cauſe de cette *Nyctalopie*,
» & quels ſont les rapports entre les *Nyctalopes* & les
» *Hydrophobes* ? Ces rapports paroiſſent fondés ſur une
» propriété éminemment électrique & phoſphorique,
» commune dans ces deux cas. C'eſt manifeſtement à
» cette propriété que tient dans l'un & l'autre l'énergie
» du ſens extérieur : mais il eſt un premier ſens interne,
» qui commande à tous les autres, le ſens nerveux uni-
» verſel, qui ſiégeant dans la vraie tige des nerfs, s'étend
» aux petits rameaux dont l'épanouiſſement forme les ſens
» particuliers, extérieurs. L'action de ceux-ci ſe com-
» munique à celui-là, ou bien elle en dérive. Leur com-
» merce réciproque d'impreſſions, cette dépendance mu-
» tuelle d'organiſation, comparable à celle du tronc &
» des branches d'un arbre, ſervent à expliquer comment
» dans certains phénomènes de *Nyctalopie*, d'*Hydropho-*
» *bie*, de *Somnambuliſme*, l'exercice du grand ſens
» intérieur peut remplacer ou renforcer l'exercice de tel
» & tel ſens externe.

» D'un autre côté, des faits nombreux, inconteſtables,
» appuyés d'une théorie lumineuſe, prouvent qu'il exiſte
» parmi les hommes & parmi les animaux, des indi-
» vidus ſur leſquels les courans d'eaux ſouterrains & at-
» moſphériques, font des impreſſions particulieres, tenant

» manifeſtement

» manifestement à l'Electricité. C'est dans cette classe
» qu'il faut ranger les individus *Sourciers*, dont les im-
» pressions varient, & quant aux degrés de leur intensité,
» & quant aux organes sur lesquels elles se portent.

» Par cet exposé, on peut déja appercevoir des rap-
» ports entre les individus *Nyctalopes*, *Hydrophobes*,
» *Somnambules* & *Sourciers*; rapports dont le méca-
» nisme suppose le concours de la matiere lumineuse &
» de la matiere électrique.

» Mais parmi ces rapports incontestables, & de causes
» & d'effets, il importe sur-tout ici de saisir ceux qui
» existent entre la faculté de voir & la faculté de sentir
» dans les exemples ci-dessus; facultés qui semblent,
» pour ainsi dire, se confondre ou se suppléer dans diffé-
» rentes parties du système organique.

» Voir dans l'obscurité parfaite, & voir à travers des
» corps opaques, c'est voir sans le secours de la lu-
» miere proprement dite; mais non sans le secours d'une
» autre matiere lumineuse, qui a, sans doute, d'autres
» loix de mouvement, de perméabilité, &c.... Or
» c'est-là ce qui constitue la *Nyctalopie* & l'*Hydroscopie*;
» c'est ce qui rapproche aussi de l'une & de l'autre, à plu-
» sieurs égards, l'*Hydrophobie* & le *Somnambulisme*.

» Sentir à travers les couches de la terre, ou bien à
» travers les couches de l'atmosphère, des courans, des
» masses d'eau agitées; c'est sentir par le secours d'éma-
» nations subtiles, dont l'eau est un moteur ou un con-
» ducteur puissant, & dont le caractère est évidemment

Q

» électrique..... Or c'est à cela que tiennent & le mé-
» canisme du phenomène des *Sourciers*, & celui de
» quelques symptômes des *Hydrophobes*.

» Ainsi voir & sentir dans tous ces cas, sont deux fa-
» cultés analogues, dont l'exercice se fait par l'intermede
» d'un fluide identique, bien caractérisé fluide électrique.
» Ainsi, voir à la maniere des *Nyctalopes* & des *Hy-*
» *droscopes*; c'est sentir à la maniere des *Hydrophobes*
» & des *Sourciers*. Enfin le commun & principal rapport
» entre tous ces individus, est de posséder en eux une
» grande surabondance d'électricité, & d'être puissam-
» ment affectés par celles d'autres corps.

» Si tous ces rapprochemens ne sont pas établis sur
» une logique bien rigoureuse; ils sont au moins fondés
» sur des faits & des principes de la saine Physique & de
» la haute Physiologie. Si à cela on peut ajouter encore
» l'analyse exacte de la matiere *électrique*, *lumineuse*,
» *phosphorique*; on aura fait un grand pas vers la con-
» noissance du mécanisme différent de son action sur l'or-
» ganisme animal, sur ce sens universel nerveux, que
» l'on peut appeller *sens électrique* ». Comparez cette
action de l'Électricité sur l'épigastre, à celle de la lumiere
sur la rétine.

(*d*) Puisqu'il s'agit ici de tracer un précis historique de
ce qui s'est passé au sujet de *Bléton*, il ne faut pas taire
qu'au moment où cet extrait alloit paroître, on imprima
dans le Mercure, à propos du jugement de l'Académie

des Sciences fur le concours du falpêtre, *que ce jugement devoit fur-tout flatter M. T. dans un moment où l'affaire de Bléton n'étoit pas encore oubliée.*

Ceux qui liront, ai-je dit alors, la fuite de cet article, écrit, peut-être, d'une maniere plus piquante que réfléchie, verront que malgré ce début, le rédacteur ne peut être foupçonné ni de prévention, ni de partialité contre l'affaire de *Bléton*. Quant à la légéreté, elle ne meffied pas toujours à un homme de Lettres qui jette, en paffant, un coup d'œil fur les Sciences & fur les Savans ; qui veut preffentir ou juger le mérite des découvertes ; qui mefure le génie des Philofophes, *fuperftitieux, audacieux...* &c. Celui-ci, du moins, plus tolérant que beaucoup d'autres, ne paroît pas être du nombre de ceux qui voudroient que l'affaire de *Bléton* fût oubliée.... Mais jufqu'à ce qu'il foit libre par-tout, jufqu'à ce qu'il foit reçu dans la bonne compagnie, & dans les compagnies favantes, de croire au phénomène très-naturel des *Sourciers* (feulement autant que l'on y croit à l'agent très-réel du *magnétifme*), il faudra, comme pour toutes les découvertes, laiffer s'établir lentement, au milieu des débats fcientifiques, les droits d'une vérité nouvelle fur de vieux préjugés.

Quant au rapprochement que j'ai toujours cru devoir faire, & de ce phénomène des *Sourciers*, & de cet agent *magnétique*, on a encore imprimé dans le même article du Mercure : « croire à *Bléton* & à *Mefmer*, c'eft beau-
» coup à la fois ; mais, ajoute l'Auteur, ceux qui, fans
» connoître ni l'un ni l'autre, décident que tous deux

» sont des imposteurs, m'étonnent encore bien davan-
» tage ».

Le Mémoire de 1780, qui a donné lieu à cette réflexion, & dont le but a été en effet de prouver par des faits & par les plus fortes raisons d'analogie, qu'il existe des rapports évidens entre les phénomènes de *Bléton*, du *Magnétisme* & de l'*Electricité*, a donné lieu aussi parmi les vrais croyans, à cette conséquence : *que le Magnétisme n'est point un secret, & encore moins un agent particulier.* On a pu ajouter que des moyens infiniment variés, & que tout le monde peut avoir, de mettre en jeu un principe généralement connu des Physiciens, universellement répandu dans la nature, spécialement inhérent à l'animalité, quelque nom qu'on veuille lui donner, constituent essentiellement la découverte du *Magnétisme*: découverte dont le point fondamental est que ce Magnétisme exerçant dans la nature une opération universelle, comme la gravitation, il établit entre les corps célestes, la terre & les différentes parties de la matiere, une influence mutuelle & générale, souverainement remarquable par le mouvement de flux & de reflux qui se communique de la mer & de l'atmosphère à tous les êtres organisés. Quoique déja imbu des idées & des prétentions anciennes, analogues à ceci, je n'ai considéré alors l'objet de cette découverte prétendue nouvelle, que comme un fait physique important à mieux connoître, & à lier avec des faits connus du même ordre : mettant à part, comme je le fais encore aujourd'hui, & laissant à d'autres les applications que l'on peut faire de l'agent magnétique au mécanifme & au gouvernement de l'économie animale; diftinguant auffi, comme on ne peut trop le faire, le pouvoir de cet agent naturel, exercé par des moyens artificiels, déguifés & clandeftins, de ce que l'empire réel ou le preftige incommenfurable de l'imagination, peuvent y ajouter; abandonnant enfin au tems qui éclaircit tout, la pénible tâche de démêler le jufte milieu, la place légitime que doit tenir un jour dans la Phyfique & dans la Médecine, cette vérité déja plus qu'entrevue dans d'autres tems & fous d'autres noms; vérité que l'on a, fur-tout dans ces derniers tems, environnée de chimeres, d'abus, de promeffes vaines; que l'on a fouvent livrée à des pratiques arbitraires, myftérieufes & puériles, que l'on a fans ceffe placée entre les *pafquinades* & les *merveilles* qui ont féduit les hommes depuis le règne de l'Aftronomie judiciaire, jufqu'à celui de la fecte des Convulfionnaires.

Ces remarques, ainfi que beaucoup d'autres, confignées dans le Mémoire cité tout-à-l'heure, auroient pu fervir de Commentaires aux bruits de ville, aux propos & aux écrits des *Coteries Magnétiques*, où l'on a avancé que j'avois cherché, même ufurpé le prétendu fecret du *Magnétifme*.

(*e*) L'Académie des Immobiles de *Florence*, moins indulgente, a arrêté de faire à l'Auteur de cette Lettre, ainfi que de beaucoup d'autres du même genre, des annotations sérieuses qui paroîtront en tems & lieu. On doit croire que, déterminées par le même principe de justice, les dix-sept autres Académies dont il est membre, suivront le même exemple. Des gens sensés ont été d'avis que cette voie de réparation, en faveur de *Bléton*, seroit plus convenable qu'une requête portée, contre son délateur, au Châtelet de *Paris*. Déja cependant l'on avoit recueilli pour cette fin les Pieces justificatives, & probatoires, non-seulement de la faculté de *Sourcier* dont la nature a doué le susdit *Bléton*; mais encore de sa probité à l'exercer; & ces pieces revêtues de formes légales avoient été en outre signées par les Physiciens, les Médecins, les Magistrats, les Officiers Municipaux, les Nobles & les Chefs de l'Administration de la Province du *Dauphiné*. Dans cette Province, patrie dudit sieur *Bléton* & de beaucoup d'autres *Sourciers* ses Confreres, on est occupé à rechercher dans ce moment pourquoi ce phénomène, de l'organisation animale, y est beaucoup plus commun qu'ailleurs. Les rapports faits jusqu'à ce jour, portent que *Bléton* est de tous ceux qui sont connus, le plus parfaitement organisé à cet égard.

Quant au petit nombre de témoins, rappellés ci-dessus, que les expériences de *Bléton*, pendant ses séjours à Paris, n'ont pu éclairer ni convaincre, je pourrois, parmi eux, en citer tel, qui, après avoir éprouvé ce Sourcier une journée entiere, dans un Château à trois lieues de la Capitale, devant un cercle imposant & respectable; après avoir formé du résultat de ces épreuves & du témoignage universel de la conviction la plus entiere, un Mémoire pour être lu à une séance académique, finit par se laisser persuader qu'il *n'avoit pas vu* ce qu'il affirmoit *avoir bien vu*. Ce n'est pas le seul, à la vérité, qui, dans l'espace de vingt-quatre heures, ait passé sur ce sujet de la persuasion au doute, & du doute à la négation; mais il n'en est qu'un seul cependant qui, avec connoissance de cause, c'est-à-dire, après une séance complette d'expériences, ait osé signer cette négation formelle. Je dis *le seul* avoué publiquement; puisque d'après l'analyse que j'ai donnée, & la vérification que j'ai faite (Suppl. du 26 Juin) des séances de *Sainte Geneviève*, j'ai pu citer en faveur de *Bléton*, les témoins mieux instruits qui ont signé, non pas le résultat, mais le projet de ces séances. Ce n'a pas été la peine de faire ni l'analyse, ni la vérification de cette autre séance prétendue contradictoire, qui a fait la matiere de quatre ou cinq Lettres insérées dans je ne sais quel Journal (*si ce n'est celui de la Blancherie*); Lettres dans lesquelles (outre l'*ergotisme*) il est assez curieux de voir trois ou quatre *Bacheliers* se disputer l'honneur d'avoir surpris adroitement le secret de la baguette de *Bléton*, & d'en expliquer le mécanisme.

Un autre rival de *Bléton*, plus adroit encore, en matiere de baguettes, que ces Messieurs de la Faculté, a mis en lumiere un Art tout entier, par lequel « il est parvenu, » dit-il, à expliquer la cause de la rotation qu'on imprime » à la baguette. Il démontre facilement cet effet par des » principes physiques & mathématiques, & il fait exécu-

» ter des baguettes de différens métaux qui sont graduées, » & que tout le monde peut faire tourner facilement... ». Elles se vendent au profit de l'Artiste, avec la petite instruction, & avec l'approbarion de l'Académie.

Mais de ce que le Bedeau de S. Roch fait exécuter facilement un carillon sur les cloches de sa Paroisse, s'ensuit-il que M. C. est un imposteur, parce qu'il fait tout aussi facilement mettre en jeu le carillon de sa machine électrique.

Ainsi, comme les talens ne doivent être que rivaux & jamais exclusifs, il faudra laisser le calculateur géometre, inventeur des baguettes mécaniques artificielles, en possession d'amuser par ces *petites farces*, les frivoles Badauts de la Capitale, & même les Savans, si le cas y échet : mais si *Bléton*, avec ou sans ses baguettes physiques & très-naturelles, est parvenu, les yeux presque toujours fermés, à suivre dans cette même Capitale & aux environs, plus de cent cinquante mille toises d'écoulemens d'eau, en indiquant leur profondeur, leur largeur, &c, il sera juste de lui délivrer un brevet de *Sourcier*, non exclusif (car il y en a beaucoup d'autres), mais tel qu'au moins il soit à l'abri des *jalousies de métier*, surout de la part des *faux-freres*.

On avoit lieu de croire que dès son premier début à Paris, qu'après y avoir fait authentiquement tout ce qu'on a pu exiger de lui, *Bléton* seroit exempt de ces petites persécutions. Ne suffisoit-il pas, en effet, pour savoir à quoi s'en tenir sur son compte, de prendre au hazard quel-

Physique & Médicinal.

qu'uns des résultats de ses premieres séances imprimées à mesure dans le Journal de Paris. La premiere annonce, de la part des Rédacteurs, est conçue en ces termes (13 Mai 1782). « Nous nous hâtons de faire connoître le ré-
» sultat des expériences qui ont eu lieu depuis l'arrivée de
» *Bléton* à Paris. Elles ont été faites en présence de douze
» cens personnes, dans le nombre desquelles on peut en
» citer trois cens de connues, pour être capables de bien
» voir, Médecins, Physiciens, Chymistes, gens de Let-
» tres, Artistes & Amateurs distingués, & sur-tout éclai-
» rés. Le jardin du Luxembourg a servi aux premieres
» expériences, & elles n'ont pas laissé le moindre doute
» dans l'esprit des témoins..... Rien de plus frappant
» que celles qui ont été faites le jeudi 9 au Château d'eau
» & sur une partie de l'aqueduc d'*Arcueil*, sous les yeux
» de M. *Guillaumot*, Intendant Général des Bâtimens du
» Roi, accompagné des Inspecteurs, du Plombier de la
» Ville, des Fontainiers ; M. *Guillaumot* a vérifié, les
» plans à la main, les largeurs, les angles, les sinuosités,
» enfin les points, nous dirions presque mathématiques,
» désignés par *Bléton*.... Sorti du Château d'eau, *Blé-*
» *ton* a suivi dans la campagne, l'aqueduc d'*Arcueil*
» avec une précision telle, que pour nous servir de l'ex-
» pression de M. *Guillaumot*, si ce plan venoit à se per-
» dre, on le referoit sur les traces de *Bléton*..... M. le
» Prévôt des Marchands voulant avoir une opinion cer-
» taine sur un objet de cette importance, a consenti, ac-
» compagné du Corps Municipal, à répéter le Samedi

» 11, les expériences du jeudi 9, sur la conduite d'*Ar-*
» *cueil*, où la régularité des plans & le local permet-
» toient de vérifier sur le champ les indications du Sour-
» cier. On a eu l'attention de l'éloigner des endroits qu'il
» avoit pu parcourir le premier jour. Ici ses expériences
» ont été telles, qu'à l'exception de deux seuls témoins,
» qui avoient publiquement avancé, *qu'ils ne croiroient*
» *pas même en voyant;* qu'à cette exception près, sur
» cinq cens spectateurs, il n'en est pas un qui n'ait été
» convaincu de la faculté dont est doué *Bléton*, de suivre
» les eaux souterraines avec la plus rigoureuse précision.
» Les yeux bandés, la baguette posée sur les doigts, il
» n'a pas quitté l'embranchement de l'aqueduc. . . . . ».
Porté ensuite par deux hommes, & toujours les yeux bouchés, il a suivi un assez grand trajet de cet aqueduc, indiquant invariablement lorsque ses *porteurs* étoient sur
l'eau ou à côté. Une baguette d'argent supportée horisontalement par deux petits crochets de fer que *Bléton*
tenoit dans ses mains, confirmoit aux yeux des assistans
étonnés, la justesse de ses indications, par la cessation & le
renouvellement des rotations de cette baguette. Le sentiment de la conviction la plus intime se marquoit par des
acclamations générales, par des applaudissemens réitérés
de cinq cens témoins rangés sur deux lignes, pour appercevoir ces surprenantes & irrécusables épreuves.

Dans le Journal de Paris du 21 Mai, on a encore rendu
compte d'autres épreuves tout aussi décisives que les précédentes.

« *Bléton* a continué ses opérations les jours suivans,
» tant aux environs de Paris, que dans les rues, dans les
» jardins publics & particuliers de cette Capitale, notam-
» ment au Palais Bourbon, à l'Hôtel du Contrôle Géné-
» ral, à l'Hôtel de la Police, au Jardin du Roi, des
» Tuileries, du College de Pharmacie; enfin dans des
» jardins de Paſſy & d'Auteuil. Ces expériences ont eu
» pour témoins des Miniſtres, des Ambaſſadeurs, des In-
» tendans, des Magiſtrats, des Membres de tous les
» Ordres du Clergé, de tous les Corps ſavans, d'un
» grand nombre d'Artiſtes, &c; mais ſur-tout de gens
» inſtruits du local, & capables de préſider à la vérifi-
» cation.

» Il eſt conſtant que ce Sourcier fameux a ſuivi juſqu'à
» préſent, de notre connoiſſance, plus de quinze mille
» toiſes de conduites d'eau, ſans avoir commis une ſeule
» erreur, & ſans avoir trouvé, dans le nombre de plus de
» ſix mille perſonnes, un ſeul témoin compétent qui ait
» pu faire une objection fondée. Il a été ſoumis à toutes
» les épreuves les plus rigoureuſes qu'ait pu ſuggérer l'in-
» crédulité, même l'eſprit de parti, & il n'en eſt réſulté
» que plus de lumieres, plus de conviction & plus d'éton-
» nement.

» Nous mettons pour ce moment-ci, de côté, le but
» des applications utiles que l'on peut faire du don incon-
» teſtable des Sourciers aux beſoins économiques; mais
» nous ne craignons pas de dire que ce grand procès ſera
» donc enfin terminé, & que la Phyſique ſe trouvera en-

» richie d'une découverte qui, sans doute, en fera
» faire beaucoup d'autres..... Il y aura toujours, au sur-
» plus, bien des gens, même très-éclairés, qui ne re-
» viendront pas de leur opinion sur ce fait. Témoin des
» expériences les plus frappantes, un particulier disoit
» l'autre jour : *J'ai écrit contre Parangue : je suis de*
» *trois Académies, & vous voulez que je croie à ces*
» *sottises-là*..... C'est à côté de M. de *Malesherbes*
» que s'exprimoit ainsi ce triple Académicien.... Plus
» récemment un Physicien prétendoit expliquer devant
» M. *Franklin* & M. le Baron *d'Holback*, comment une
» baguette de bois ou de métal, placée sur les doigts
» simplement en contraction convulsive, pouvoit artifi-
» ciellement faire jusqu'à cent trente tours par minute.
» Cet artifice seroit, dit M. *Diderot*, bien plus étonnant
» que le phénomène naturel de la baguette. Plus de deux
» cens témoignages, aussi imposans que ceux que nous
» venons de citer, seront à jamais les garans de la vérité
» de ce phénomène ».

C'est immédiatement après la publicité de ces articles
& de plusieurs autres tout aussi concluans, sur l'affaire de
Bléton le Sourcier, que l'on a vu paroître, au grand
jour, l'indiscrete & coupable Lettre du 23 Mai suivant;
Lettre dans laquelle, au grand étonnement de tous ceux
qui avoient vu & lu, on avance : « que les tours de *Blé-*
» *ton* sont moins difficiles que ceux de *Comus*...; qu'il ne
» faut pour faire tourner une très-petite baguette, qu'un
» très-petit mouvement que *Bléton* donne sous prétexte

» de fievre & de mouvemens convulsifs...; que comme
» il y a de l'eau par-tout, les gens à baguettes ne courent
» presque point de risque de faire creuser sur leur parole;
» qu'à l'égard des aqueducs sur lesquels on les fait passer
» pour les éprouver, on n'en juge point avec assez de
» précision, malgré les plans, pour être assuré que le
» Sourcier s'est trompé, ou bien qu'il a rencontré; &
» comme la singularité du mouvement fait illusion, &
» prévient en sa faveur, on est porté à dire qu'il a de-
» viné.... Qu'au surplus, si les Savans se taisent sur le
» fait de *Bléton*, ce n'est que par mépris... Qu'on n'a
» pas voulu de lui (*Savans & parlant au nom de tous*),
» pour spectateur de cette petite comédie....». Derniere
allégation qui sera démontrée fausse, si l'Auteur persiste
à la soutenir.

Un de ses apologistes, (car qui est-ce qui n'en a pas?)
citant dans une autre Lettre, ,celle dont ceci est extrait,
a très-justement comparé la voix du célebre Académicien
qui l'a écrite, à celle du Prophète du désert : « *Vox cla-*
» *mantis & reclamantis in deserto....*». En effet, d'un
silence unanime, de celui de la réprobation universelle,
on a accepté la dispensation de mépris dont le prophète
Académicien a bien voulu gratifier tous les Savans qui
ne pensoient pas comme lui; en applaudissant d'ailleurs
à la modestie, à la civilité & à la saine logique dont il
fait toujours preuve.

(*f*) Il s'est glissé dans le Supplément au Journal de

Paris (N°. 104), une faute typographique qui a donné lieu à la Lettre suivante. « A l'article des expériences
» faites sur le Pont-Royal, le 27 Décembre 1782, il est
» dit que, *sur sept arches qui composent ce Pont*, Bléton
» *a très-distinctement senti les trois du milieu*. Il faut
» lire : *sur cinq arches*, &c. puisqu'en effet ce Pont n'en
» a que cinq au lieu de sept, & qu'aux yeux d'un Incré-
» dule de mauvaise humeur, ces deux arches de moins,
» suffiroient peut-être pour faire écrouler tout l'édifice
» de *Bléton*.

» D'ailleurs, ces expériences sur les Ponts, étant nom-
» mément, ainsi que celles sur les voûtes, dont on a vu
» des exemples à l'Eglise de *Ste Geneviève*, à *Trianon*,
» à *S. Thiery*, &c. étant, dis-je, de nature non-seule-
» ment à constater, mais encore à étendre le phénomène
» dont il s'agit, je crois qu'il importe sur-tout de ne
» laisser subsister aucune infidélité dans les rapports que
» l'on en donne au Public. Tel a été mon but dans le
» *Supplément* d'aujourd'hui & dans celui du 26 Juin
» dernier.

» Pour prouver, combien l'exactitude scrupuleuse, &
» même minutieuse est nécessaire en pareil cas, je vais
» vous citer, entre mille autres, deux traits remarqua-
» bles dans le cours des expériences de *Bléton* en 1782.

» Appellé par un des premiers Magistrats de cette Ca-
» pitale, pour faire preuve de sa faculté, *Bléton*, les
» yeux fermés, est introduit dans un jardin (*au Marais*).
» De petits écoulemens d'eau souterrains, qui se ferment

» ou se lâchent à volonté, au moyen de robinets, abou-
» tissent à un petit bassin placé au milieu de ce jardin.

» Pour premiere épreuve, avant l'ouverture des ca-
» naux, *Bléton* fait trois fois le tour du jardin, & déclare
» qu'il n'a rien senti. Sans interrompre sa marche, on
» donne secrettement ordre d'ouvrir les robinets; &
» *Bléton* répétant par trois fois les mêmes tours, indique,
» sans se tromper une seule, les écoulemens sur lesquels
» il passe, & qui le conduisent ensuite dans les cour &
» basse-cour de la maison.

» La conclusion de cette petite séance fut qu'elle ne
» prouvoit rien en faveur de *Bléton* : parce que *Bléton*
» n'ayant eu que les yeux bouchés & non les oreilles,
» *il avoit pu entendre le bruit du jet d'eau dans le bas-*
» *sin....* Apprenez, lecteur, par cet exemple, qu'un
» sens peut suppléer l'autre, mais qu'aucun ne peut sup-
» pléer le sens commun.

» Dans un autre jardin (celui de *Tivoly*) en présence
» d'un assez bon nombre de Savans distingués, convo-
» qués tout exprès, *Bléton*, toujours les yeux fermés,
» tient une séance de plus de deux heures, se soumettant
» à toutes les épreuves que l'on exige de lui.

» Le résultat sommaire (au grand étonnement des
» Amateurs, tout aussi distingués, qui se trouvoient-là)
» fut qu'à la vérité *il n'y avoit rien contre Bléton*, mais
» qu'aussi *il n'y avoit rien pour....* RIEN CONTRE,
» dans une telle séance, devant de tels juges ?....

» Les grandes raisons de cette nullité, les voici ; c'est

» que durant la féance on s'étoit mouché, on avoit
» touffé, &c. & que cela avoit pu fervir d'avertiffement
» à *Bléton* pour fuivre *tous les écoulemens du jardin*....
» C'eſt que *Bléton* (aveugle durant toute féance) étoit
» déja venu tenir féance une autre fois dans ce jardin,
» & qu'il *pouvoit en connoître les êtres*.... C'eſt que
» *Bléton*, en fin chaffeur, a l'habitude du coup-d'œil
» qui fait *reconnoître un grain de fable dans une*
» *plaine*.... &c.

» Je ne finirois pas, Meffieurs, fi je vous écrivois
» deux lignes feulement fur chacune des abfurdités de ce
» genre, que *Bléton* a fait proférer dans le cours de fes
» expériences. Toutes les pages que vous imprimerez
» dans le cours de la Lune Rousse du Calendrier de
» M. *de la Lande*, n'y fuffiroient pas. Je voudrois feule-
» ment, mettant à part toute perfonnalité, qu'il me fût
» permis, pour juſtifier quelques Savans eſtimables qui
» fe font déclarés contre cette découverte, de répéter
» pour eux l'aveu, plein de candeur, de l'honnête Pro-
» cureur arbitre : *c'eſt la maudite robe ; elle fait fon*
» *métier*... C'eſt au furplus le fort de toutes les dé-
» couvertes; & cette réfiſtance, nuifible fans doute aux
» progrès des Sciences, n'eſt pas cependant fans quel-
» qu'utilité pour leur épurement ».

J'ai l'honneur d'être, &c. »

(g) *Observations sur les Événemens Météorologiques, depuis le mois de Février 1783, jusqu'au mois de Février 1784, dont on a publié un Extrait dans le Journal de Paris du 6 Avril suivant.*

En reprenant les choses de plus loin, on trouve que cette année, si féconde en catastrophes terrestres & atmosphériques, a été précédée de plusieurs années remarquables, ou par une sécheresse extrême, ou par une répartition très-inégale dans l'humectation & l'évaporation de la terre sur une grande partie de notre continent d'Europe. Les pluies y ont été le plus souvent orageuses : l'évaporation forcée & rapide de cette humidité passagère, a occasionné le dessèchement des puits, le tarissement des sources, un abaissement prodigieux des rivières. Les vents de nord & d'est, qui ont été de beaucoup les dominans, ont singuliérement influé sur la production de cette constitution sèche, soit en éloignant de nous les pluies, soit en accélérant par leur qualité éminemment dissolvante, l'évaporation de toute l'humidité. Ces vents alternatifs, & presque toujours dominans, ont donc tout-à-la-fois desséché la terre, tenu son humidité en dissolution, & lui ont enlevé par-là son état d'aggrégation ; conséquemment ils ont écarté les pluies. Ainsi les couches supérieures de la terre & les couches inférieures de l'atmosphère, n'ont pas eu, pendant cette suite d'années, leur contingent ordinaire & nécessaire de cette humidité. On a été privé souvent de ces météores salutaires, serein, rosée, pluies, &c. qui sont les réservoirs & les conducteurs naturels de l'électricité atmosphérique. On n'a presque plus eu que le secours des orages, de la foudre, pour soulager l'atmosphère, & pour rétablir entr'elle & la terre, cette circulation, cet équilibre nécessaire de la matiere électrique, qu'on peut considérer comme l'agent général de tous ces météores.

En effet, on ne peut douter que la formation des météores aqueux & venteux, n'influe beaucoup sur celle des météores ignés & électriques. Ceux-ci nommément paroissent absolument subordonnés à ceux-là. On ne peut douter non plus qu'il n'y ait entre la terre & l'atmosphère, quant à la génération de ces météores, de l'un & de l'autre ordre, une relation conntinuelle. Enfin on ne contestera pas que le lien principal de cette correspondance ne tienne à cette loi fondamentale, reconnue de tous les Physiciens, savoir, que l'eau en état d'aggrégation fluide, soit en masse, soit en vapeur, est le véritable réceptacle, le véhicule naturel de la matiere électrique.

Ainsi les grandes différences, les grandes vicissitudes dans la constitution aqueuse ou venteuse de la terre & de l'atmosphère, en produiront nécessairement dans leur constitution ignée & électrique. Ainsi on verra arriver dans l'une ou l'autre de ces régions, suivant les intempéries antérieures, des distributions très-inégales, des concentrations ou des dissipations extrêmes du fluide électrique, dont le fort est constamment & universellement lié à celui du fluide aqueux. Ainsi la fréquence & l'étendue des météores ignés, annonçant toujours dans la terre ou dans l'atmosphère, la surabondance & le développement de la matiere électrique, seront toujours relatives, suivant les tems & les lieux, à l'intensité & à la durée, ou de l'irruption, ou de la vaporisation de l'eau, à la dominance de tel ou tel vent, &c.

Maintenant si on veut faire l'application de ces principes & de ces conséquences à la constitution extraordinaire de la derniere année révolue, on concevra que de la répartition énormément inégale dans l'aquosité de la terre & de l'atmosphère, sur notre continent d'Europe, a dû résulter une distribution pareillement très-inégale dans l'électricité de ces mêmes régions. Alternativement concentré dans les entrailles de la terre, ou dans les régions les plus élevées de l'atmosphère, réfugié en quelque sorte aux extrémités, ce fluide préparoit du Midi au Nord de l'Europe la convulsion du globe. En effet, à cette époque, dans les derniers mois de 1782, & dans les premiers de 1783, on a pu remarquer à la surface de la terre une diminution prodigieuse dans la quantité de fluide électrique, au point que l'effet des machines étoit à-peu-près nul. Pendant les mois suivans, après des pluies assez abondantes, accompagnées de fortes chaleurs, les Electromètres ont indiqué dans les hautes régions de l'atmosphère, une électricité très-abondante.

C'est à la fin de la premiere de ces époques, au mois de Février, qu'a commencé la scène des tremblemens de terre, & ils se sont fait ressentir en même tems, comme on vient de l'observer, du Midi au Nord. Une Isle volcanique sortoit du sein des mers de l'*Islande*, lorsque l'Italie éprouvoit des secousses, & que le sein de la *Calabre* se déchiroit. Pendant cette effrayante crise d'une partie du globe, il s'en préparoit une autre dans la partie de l'atmosphère qui le recouvre, c'est-à-dire, qu'à la fin de la seconde époque, au mois de Juin, il s'établit ce brouillard extraordinaire, qui, dans l'espace d'un jour ou deux couvrit toute l'Europe.

Il y a bien eu dans l'intervalle de ces deux époques quelques orages; mais depuis le mois de Juillet jusqu'à la fin d'Octobre (troisième époque) ils ont été fréquens & forts, accompagnés le plus souvent de tonnerres, tantôt sortant du sein de la terre, & faisant explosion dans l'atmosphère, tantôt se dirigeant d'une mer à l'autre, selon la chaîne des montagnes, &c. Enfin au mois de Novembre ont commencé les frimats & les neiges qui durent encore dans une grande partie de l'Europe, mais qui ne se sont montrés que très-tard, & foiblement dans d'autres parties, contre leur marche ordinaire. En général il y a eu peu d'été cette année sur les hautes montagnes, & l'hiver y a été aussi très-tardif & léger. La neige qui est leur météore le plus familier, paroît les avoir abandonnées pour se jetter sur les pays de côteaux & de plaines. Quoique les orages ayent été aussi, contre l'ordinaire, plus marqués sur ces derniers continens, ils ont cependant porté leurs ravages, par la foudre & la grêle, jusques sur les plus hautes montagnes : ce qui étoit peut-être sans exemple. Ces orages se sont perpétués, & duroient encore dans certaines parties des montagnes, tandis que le reste de l'Europe étoit déja tout couvert de neige & de glace. Ce sont principalement les Ardennes qui ont soufflé sur la France les courans d'air & d'eau, dont la congellation a fourni une si énorme quantité de neige. Cette quatrieme & derniere époque, à peine terminée au mois d'Avril 1784, a vu naître au milieu des frimats glacés, quelques orages très-enflammés & d'une *fulguration* aussi éclatante que les orages d'été.

Si cet exposé précis des événemens Météorologiques de cette année divisée en quatre époques très-distinctes, présente à l'observateur quelques exceptions, elles ne sont que locales & accidentelles. La cause prochaine & immédiate en a toujours été la même par-tout, & cette cause, nous l'avons déja assignée : tout ceci, en effet, s'explique par la répartition inégale & très-désordonnée de la matiere électrique entre la terre & l'atmosphère ; comme tout prouve que cette inégalité tient à celle pareillement très-calculable, dans l'aquosité de ces deux régions. Quoique cette matiere électrique ait, dans les espaces qu'elle remplit, une tendance continuelle à se tenir en équilibre, elle n'en éprouve pas moins, soit dans les entrailles de la terre, soit dans le sein de l'atmosphère, des concentrations, des accumulations très-remarquables.

Ce sont les efforts puissans qu'elle fait constamment pour ratrapper cet équilibre, qui produisent çà & là, sur des continens plus ou moins étendus, ses éruptions, ses explosions, &c. Et tel a été le grand mobile de la formation de tous les météores qui nous ont ravagé depuis un an. Au reste, ce qui est arrivé tant de fois localement & passagérement de la part de ces météores défastreux, presque toujours réunis, on l'a vu cette année se répandre & durer dans un espace & de lieux & de tems très-considérable. D'ailleurs ce sont des phénomènes très-connus dans l'histoire de la Météorologie, que la simultanéité ou la succession immédiate des tremblemens de terre, de l'obscurcissement du soleil par des brouillards pareils à celui que nous avons eu, des orages atmosphériques & souterrains, accompagnés de foudres, suivis d'ouragans, de congellations, &c.

Cette observation constante sur la correspondance des secousses & des incendies terrestres & atmosphériques, suffit bien pour prouver de part & d'autre une cause commune & générale. En effet, on ne peut plus révoquer en doute que le fluide électrique accumulé, concentré dans les entrailles de la terre, ne soit la cause déterminante des volcans & des tremblemens de terre, des orages souterrains, comme il est celle de ce qui se passe de semblable dans l'atmosphère. Les foyers, les conducteurs & le méchanisme de tout cela ont été déja indiqués dans ce qui précéde.

Entre l'époque des tremblemens de terre & des orages du printems dernier, & l'époque de ceux de l'été, on a vu, avons-nous dit, s'établir presqu'instantanément, ce brouillard insolite, sec, demi-transparent, que l'on a, avec raison, appellé *brouillard électrique*. Il ne s'est

Physique & Médicinal. 263

point élevé de la surface de la terre, comme les brouillards ordinaires, & il n'y touchoit pas, excepté dans quelques endroits. Il s'est formé & soutenu dans les hautes régions de l'air, & ses parties les plus basses étoient tout aussi sèches que les plus hautes. Les pluies & les vents n'ont pu le dissiper. Il n'a été consumé que par la succession rapide des orages incendiés & fulminans. Cette brume sèche étoit bien plus sensiblement attirée que les brouillards très-aqueux par les masses de montagnes, & cela, parce que ces montagnes sont en quelque sorte les plateaux électriques de la terre. Enfin tout dans ce météore extraordinaire annonçoit une constitution éminemment électrique; constitution vaporeuse, sèche, élastique, comparable à cette aggrégation de l'eau que l'on dit être *sub forma tensa*, & que l'on peut imiter en petit avec de l'eau traitée par des procédés électriques.

A cette constitution singuliérement orageuse, convulsive, inflammable, se communiquant du sein de la terre à l'atmosphere, a succédé une saison non moins extraordinaire par l'abondance & la durée des frimats. C'est une vérité physique que la formation de tous les météores aqueux concrets tient au même principe, & qu'ainsi la grêle, les orages, la neige, le givre des hivers, &c, ne different que par des circonstances & des formes accidentelles. Des expériences imitatives toutes récentes, semblent prouver que ce principe, agent principal de congellation dans tous les cas, est le fluide électrique. Peut-être la suite de ces expériences prouvera-t-elle aussi que le méchanisme de cette congellation dans l'atmosphère, que celui de l'inflammation, de la fulmination des orages, sont essentiellement le même.

En effet, si, comme on l'a dit déja ci-dessus, les orages les plus enflammés, battus par des courans opposés, environnés, pénétrés d'air inflammable & de matiere électrique, sont, par leur échauffement & leur refroidissement alternatifs, subits, les plus voisins de la congellation qui forme la grêle, on observe d'un autre côté que la congellation de la neige n'est jamais plus abondante que quand, dans l'atmosphère surchargé de fluide électrique, se succedent rapidement ou se rencontrent à la fois des vents différens, & sur-tout des vents opposés. Combien de fois dans le cours de cet hiver n'a-t-on pas vu ce régne alternatif ou simultané des vents contraires, les uns apportant la nuée vaporeuse & tiede, les autres la congellant à mesure, par un appareil sans doute très-analogue à celui de la congellation de la grêle dans les nuées orageuses.

C'est à cette instabilité frappante des vents, à leurs perpétuelles vicissitudes de cette année, qu'il faut rapporter les mouvemens extraordinaires, & même jusqu'alors inconnus, que l'on a remarqués dans le Baromètre. Mais c'est toujours à la premiere cause, à la cause générale que nous avons assignée, qu'il faut aussi remonter pour entendre la série de tout cela. Sur cette cause, plus puissante que d'autres, qui concourent à la génération des vents, doivent s'établir les élémens principaux de leur nouvelle théorie; car on ne peut nier que l'inéquilibre de *l'électricité* & de *l'aquosité* entre les différentes régions de la terre & de l'atmosphère, n'en produise nécessairement un proportionné dans l'aggrégation de la masse d'air qui nous environne. De-là résultent des courans plus ou moins étendus, élevés, tantôt opposés, tantôt confluens, &c. Ces courans eux-mêmes une fois établis, deviennent à leur tour nne nouvelle cause qui ajoute encore à cette répartition inégale & vicieuse de l'électricité dans l'atmosphère, comme on sait que les courans d'eau & d'air humide le font dans l'intérieur & à la surface de la terre. Le concours de ces vents accidentels, de ces courans d'air toujours plus ou moins aqueux, & par cela même toujours plus ou moins conducteurs de l'électricité atmosphérique, a été, aux yeux des observateurs exacts, singuliérement favorable pour opérer des concentrations, des transports, des décharges de cette électricité ; enfin tout, dans la constitution des années précédentes, s'étoit réuni pour produire cette énorme & frappante succession des météores ignés, fulminans, expansibles, durant la plus grande partie de 1783 : & de cette intempérie orageuse a résulté naturellement celle des frimats extrêmes, des météores aqueux concrets, &c.

La physique d'aujourd'hui étudiant mieux la correspondance qui existe entre les météores de ces deux ordres & de ces deux régions, prouvera de plus en plus les analogies de leur mécanisme, celui des secousses & des incendies de la terre, celui des commotions & des fulminations de l'atmosphère, celui des brouillards électriques & orageux, celui des congélations extraordinaires, &c, tous phénomènes très-remarquables de l'année révolue.

Je n'ajoute plus qu'un mot en faveur de l'identité de

constitution des météores ou des foyers électriques souterrains, avec ceux de l'atmosphère. Cette identité est démontrée par celle de leur action, & sur des instrumens artificiels, & sur les corps organiques dans leur état naturel. L'individu qui annonce l'arrivée de tel ou tel météore dans l'atmosphère, n'est-il pas aussi remarquable que celui qui annonce sous terre la présence d'une traînée d'eau, ou d'un dépôt de minéral? L'effet électrique le plus puissant que j'aie vu éprouver à *Bléton*, a été dans un moment où il étoit placé à la fois sous un orage très-fort, & sur un très-gros dépôt de charbon de terre. Cet effet même se communiqua à tous ceux des assistans qui se laisserent toucher par lui. Ce même jour, étant à des eaux chaudes, je fis une autre expérience assez curieuse. Ce fut de faire entrer *Bléton* dans un bain d'eau minérale, chaude, à vingt-huit degrés. Il y éprouva dans l'instant même la commotion & la convulsion générale du système musculaire, comme sur un courant d'eau, avec un picotement sur toute la peau, & de l'oppression. Ces accidens, qui durerent autant que le bain, sont précisément ceux qu'il ressent lorsqu'on le soumet à l'action d'une machine électrique un peu forte.... De tels faits, il faut en convenir, suffiroient seuls pour fournir à un traité d'Electricité Médicale & Météorologique.

(*h*) Les premieres opérations du sieur *Bléton*, depuis son retour à Paris, le 7 Mai, ont été pour vérifier celles qu'il avoit faites en 1782 aux environs de *Trianon*, pour le service de la REINE. Cette vérification faite sur les

Physique & Médicinal. 267

plans & procès-verbaux anciens, & en présence des mêmes personnes, a été telle, que sur plus de deux lieues d'écoulemens d'eau souterrains, désignés alors, il n'y a pas eu la moindre différence, ni la plus petite erreur dans les nouveaux rapports du Sourcier, sur la direction, les embranchemens, les aboutissans & les profondeurs de ces écoulemens. D'ailleurs, de toutes les fouilles faites jusqu'à présent, pour procurer de l'eau au Jardin de *Trianon*, une seule n'avoit pas réussi, & cette exception vient d'être réparée au moyen du procédé nouvellement découvert, que nous avons indiqué ci-dessus (p. 232).

Je ne parle pas de quelques nouvelles sources que *Bléton* a déja marqué & fait jaillir depuis son arrivée, aux environs de Paris. Mais je dirai un mot d'un objet beaucoup plus important. La recherche du Charbon de Terre occupant avec raison dans ce moment l'Administration, il a été arrêté que *Bléton* y seroit employé, d'après les rapports que j'avois faits & que l'on a vus précédemment. La premiere course a été pour *Saint-Germain-en-Laye*, où, depuis plusieurs années, on faisoit sur de simples soupçons, des fouilles très-considérables & très-dispendieuses, sans aucun succès. Il est bien prouvé, sur le rapport de *Bléton*, qu'elles seroient toujours telles, au moins dans les parties que nous avons parcourues, & où l'on s'obstinoit à en chercher.

Mais il n'en sera pas de même à *Luzarche*, à six lieues, nord est de *Paris*. Aujourd'hui, 15 Mai, sous l'inspection immédiate de l'Administration, il a été découvert par *Bléton* un dépôt de Charbon de Terre, pour lequel, sur quelques indices extérieurs, on avoit entrepris plusieurs fouilles, toutes placées à quelques distances de ce dépôt. Il a été suivi par *Bléton* sur près de 1500 cens toises de longueur, allant du Château de *Champlâtreux* qu'il laisse à gauche, vers le Couvent des Tiercelins de *Luzarche*. Il paroît qu'il s'étend beaucoup plus loin de part & d'autre. Sa largeur commune est de 62 à 70 toises. Il est partagé en deux filons parallèles, inégaux, par une intervale de 8 à 10 pieds. Il est composé aussi de deux couches posées l'une au-dessus de l'autre, à la distance de 5 à 7 toises, & dont l'inférieure paroît la plus forte. La profondeur varie très-peu dans toute l'étendue de ce dépôt, & d'un bord à l'autre, quoiqu'il soit placé dans un terrein plus ou moins incliné. Cette profondeur est de 26 à 32 toises.

Au surplus s'il se trouve, dans l'exploitation, que l'on va entamer, quelques erreurs sur ces différentes indications, il sera facile d'en pressentir les raisons, d'après ce que nous avons exposé ci-dessus. Ce sera sur ces nouveaux faits, qui vont se multiplier chaque jour, que les Physiciens pourront juger, & de la vérité, & de l'importance du phénomène dont il s'agit; mais il ne faut pas oublier que la Physique a aussi ses Juges. *B...d.* — *O...n.*

FIN.

www.ingramcontent.com/pod-product-compliance
Lightning Source LLC
Chambersburg PA
CBHW050323170426
43200CB00009BA/1442